全国教育科学"十四五"规划教育部重点课题"医学人文教育中的师生互动及影响机制研究"（DIA210354）成果

师生之道

——医学人文教育中的师生互动

李腾子　著

北京大学医学出版社

图书在版编目（CIP）数据

师生之道：医学人文教育中的师生互动 / 李腾子著.
—北京：北京大学医学出版社，2024. 3
ISBN 978-7-5659-3118-5

Ⅰ．①师…　Ⅱ．①李…　Ⅲ．①医学教育－人文素质教
育　Ⅳ．① R-05

中国国家版本馆 CIP 数据核字（2024）第 057435 号

师生之道——医学人文教育中的师生互动

著：李腾子
出版发行：北京大学医学出版社
地　　址：（100191）北京市海淀区学院路 38 号　北京大学医学部院内
电　　话：发行部 010-82802230；图书邮购 010-82802495
网　　址：http://www.pumpress.com.cn
E-mail：booksale@bjmu.edu.cn
印　　刷：北京信彩瑞禾印刷厂
经　　销：新华书店
责任编辑：赵 欣　　责任校对：靳新强　　责任印制：李 啸
开　　本：787 mm×1092 mm　1/16　印张：10　字数：254 千字
版　　次：2024 年 3 月第 1 版　2024 年 3 月第 1 次印刷
书　　号：ISBN 978-7-5659-3118-5
定　　价：45.00 元

版权所有，违者必究

（凡属质量问题请与本社发行部联系退换）

雅斯贝尔斯区分了教育的三种基本类型：经院式教育——限于知识的"灌输"和"传递"；师徒式教育——注重教师的权威和学生的服从；对话式教育——强调教师与学生处于同等地位，通过师生"对话"和"交流"唤醒学生的内在潜力，引领学生获得自身发展的"最高可能性"。对话式教育是古希腊思想家苏格拉底倡导的教育，也是雅斯贝尔斯最积极推崇的教育方式。雅斯贝尔斯对于教育类型的划分，实际上反映了不同类型的师生互动。教育领域的师生互动，无论是正式的课堂互动，还是非正式的口耳相传，对教育效果都会产生显著的影响，其中积极的师生互动会产生积极的作用。但是，在一些高度技术化、专门化的专业教育中，师生互动似乎并未得到足够重视。目前，随着信息技术和人工智能技术的迅猛发展，"教"与"学"甚至能够在时间和空间中分离，这对传统意义上的师生互动更是提出了新的挑战。

对于本书所关注的医学人文教育而言，师生互动具有独特的意义。随着社会发展和医学技术革新，现代医学已经从一门主要注重技术的自然科学逐渐演变为自然科学、社会科学和人文学科的统一体，人文主义的理念要求和价值规范在其中发挥了重要作用。医学人文教育的出现，为过度偏好技术的医学教育注入了人文主义元素，使得医学变得更有温度，这是现代医学教育发展的重大转向。这种转向体现了时代变迁、社会进步、科技发展与公众期待的共同作用，也要求医学教育工作者从理论和实践层面做出回应。在北京大学攻读博士学位期间，本书作者多次和我讨论这个重要问题。我们认为，现代医学教育对于人文主义的回归值得密切关注和深入探讨。我欣喜地看到，李腾子博士在从事医学人文教育实践和研究的基础上，完成了《师生之道——医学人文教育中的师生互动》这部专著。作者不但敏锐地观察到现代医学教育发展的重大转向，而且洞察到医学人文教育在持续发展过程中面临的"有效性困境"。作者选取师生互动作为切入口，借助自身多年的课堂观察、教学经验和亲身体会，开展扎实的质性研究，从当下、近期、远期三个维度提出了改进医学人文教育的对策建议。该书拓展分析了在专业教育中如何更好地开展人文教育这一重要问题，既考虑了具体的教学策略，又兼顾了制度建构、环境营造等宏观因素，体现了作者对医学人文教育的现实关切和学术旨趣，具有较强的理论创新价值和现实意义。

　　教育活动是一种人际互动，这意味着师生互动是影响教育效果的重要因素。医学人文教育具有独特性，要求师生在共同的教育情景中构建起紧密的关系联结。持续、高质量的师生互动实现了教育信息的有效传递和积极反馈，是获得良好教育效果的重要保障。李腾子博士基于对医学生和教师的深度访谈与持续观察，深入系统地探讨了医学人文教育情景中的不同类型的师生互动状态和关系联结，以及这些不同强度和类型的师生互动对教育效果的影响机制。该书发现，基于医学生对医学人文教育的认知、态度和行动，医学生群体内部出现了分化，不同类型的医学生与教师之间形成了互动缺失、弱互动和强互动，形成了无关系、弱关系和强关系三种关系联结，进而对教育效果产生了重要影响。在这一过程中，注意力分配机制、特征同质性机制和结构平衡化机制具有重要的作用。该书综合运用教育学、社会学和心理学等多个学科的知识和分析工具，论证严谨，有理有据，结论和发现得到了经验研究的有力支撑，相信对于医学教育特别是医学人文教育的实践和研究都具有重要的启迪意义。

（蒋凯，北京大学教育学院教授、博士生导师，长江学者奖励计划特聘教授，
北京大学国际高等教育研究中心主任）

人类社会的发展史，是一部与各种疾病持续对抗的历史。在这个过程中，科技得到发展，人文得到彰显，人类社会的整体福利状况也获得了改进。这是令人欣喜的进步，但也告诫我们不能因医学科技的发展而偏废医学人文。特别是在当今中国的时代背景下，随着社会主要矛盾的表现形式转向人民群众日益增长的美好生活需要和不平衡不充分的发展之间的矛盾，医疗领域正在发生深刻变化，突出表现为民众迫切要求获得具有更多人文关怀的医疗服务。在各种危急时刻，我们总能看到医务工作者白衣执甲、逆行出征，这不仅彰显了人文主义和人性关怀的伟大力量，也充分体现了医学人文的重要价值与意义。

医学是有温度的科学。医学发展离不开科技进步，更离不开人文关怀。随着医学技术的更新发展，医学教育逐渐成为高度专业化、学科细分、具有强烈技术偏好的教育领域。这既是医学教育的鲜明特征，某种程度上也因为过于侧重技术而忽视人文，成为现代医学遭受批评的重要原因之一。因此，如何向高度技术化、专业化的医学教育注入人文元素，避免医学向"唯技术论"倾斜，是值得深入探讨的议题。在此背景下，医学人文教育应运而生，迅速发展成为现代医学教育和医学人才培养体系的重要组成部分。医学人文教育需要得到更多关注，需要实现高质量发展；而推动其高质量发展的一条重要路径，就是通过持续改善师生互动，构筑广泛密切的师生关系连通，从而加强和改进教育效果，为医学人文教育的高质量发展提供更为广阔的平台与空间。

师者与学生，是教育活动中最重要的两类行动者。师生之间的互动关系，是教育过程中最基础、最核心的关系连接。雅斯贝尔斯最为推崇"苏格拉底式的教育"，他曾说教育的本质是一棵树摇动另一棵树，一片云推动另一片云，一个灵魂唤醒另一个灵魂。这就是师生相互作用、彼此影响。大量的教育研究表明，师生之间如果能够发展出密切的关系连通和高质量的人际互动，对于人才培养大有裨益，而如果缺乏充分且有效的师生互动，教育质量和效果就会打折扣，"教学相长"就是这个道理。我欣喜地看到，我的同事李腾子老师针对医学人文教育的发展历史、专属特征、教学方法、教育效果等问题开展了专门研究，并在这本专著中系统分析了医学人文教育情境中的师生互动问题。该书基于作者长期以来的医学人文教育实践和观察，且融入了自己的学术思考和探索，实现了学理性与实践性的结合。与医学人文领域的惯常研究大多关注宏大叙事不同，该书采取了质性研究方法，通过观察医学生在医学人文教育情境中的差异化表现，对医学生进行了类型划分，区分了师生之间不同类型的互动状态以及由此形成的关系联结，并就改善医学人文教育效果提出了建议。该书揭示出师生互动状态是影响医学人文教育效果的重要因素，二者之间具有明显的正相关性；丰富了对于医学人文教育的传统学理认知，强调从科学主义和人文主义的关系、医学与社会的关系等多个维度出发，把握医学教育的人文属性和社会功能。更有价值的是，该书讨论了师生互动和关系连通的形成机制，认为在个体层面的特征同质性和群体层面的结构平衡化，最终发展出师生强互动和关系强连通。因此，如果我们试图在医学人文教育中发展出高质量、高频次的师生互动，就可以通过重塑医学生对于医学人文价值观的认知结构、回应医学生对于医学人文教育的个性化诉求、依托新技术手段改进医学人文教育的教学方法、拉近医学人文教师和医学生的人际关系、构建稳定的师生关系网络等多种方式，实现教师与学生、学生与学生之间的多维度、高强度的关系连通，从而强化师生互动状态，加强和改进医学人文教育。

李腾子老师的专著从独特角度出发，阐析了医学人文教育中的"师生之道"，具有较强的学术价值和实践价值，体现了北京大学医学人文学院青年学者的学术研究潜力，也为发展医学人文教育提供了参考借鉴，值得向同行们推荐。

（郭莉萍，北京大学医学人文学院院长）

医学在其诞生之初，曾经非常重视和推崇人文精神。但随着现代医学不断取得重大技术突破，开始过于倚重技术、忽视人文关怀，并因此受到批评和质疑。这就提醒我们，在追求医学技术进步的同时，不能偏废人文关怀。医学是有温度的科学，医学发展离不开科技进步，更离不开人文关怀。因此，如何向高度技术化、专业化的医学教育注入人文元素，避免医学向"唯技术论"倾斜，既是医学人文教育应运而生的时代背景，也是医学人文教育应当承担的时代使命。

作为专职从事医学人文教育和教学研究的教师，我非常乐意通过本书，从师生互动的角度出发，与读者共同讨论医学人文教育的相关话题。作为现代医学教育体系中的重要制度安排，医学人文教育强调科学精神与人文精神的融合，主张培养兼具科学精神、专业技能和人文情怀的医学人才，调和医学教育过度专业化带来的矛盾，进而系统性地调整医学与社会的关系，以此回应来自社会的强烈期待。有鉴于此，本书重点讨论了医学人文教育从何而来、医学人文教育的独特内涵和价值追求是什么、医学人文教育的预期目标和实际效果之间为什么会出现偏差、什么因素对医学人文教育效果产生了重要影响、医学人文教育为什么对师生互动提出独特要求、师生互动对于医学人文教育效果的影响和作用机制是什么、如何在医学人文教育情境中实现师生强互动和关系强连通、如何在专业教育中开展人文教育等一系列问题，并对进一步加强和改进医学人文教育提出了参考建议。

医学人文教育的兴起与发展，是时代变迁、社会进步、学术更新与公众期待共同作用的结果，体现了现代社会对于医学的新认知和新理解。医学人文教育既是一种反思性、批判性的教育活动，也是现代医学教育中特定的制度安排和政策实践；既是医学教育实践的重大变革，也是对社会思潮和社会发展需求的直接回应。医学人文教育领域的学术研究，包括对于医学人文教育中的师生互动及影响机制的专门研究，首先应当回望医学人文教育的发展历史，重新认识医学发展史上科技与人文的关系变迁，准确把握医学人文教育的独特内涵与专属性特征。医学人文教育的独特性，决定了师生互动对于医学人文教育效果具有重要影响。作为一种在高度专业化、专门化的专业人才教育中开展的人文教育活动，医学人文教育具有过程性、养成性、潜在性等诸多特点，其教育效果需要在长期的职业发展进程中得以体现。因此，医学人文教育格外注重课堂内外广泛开展的师生互动，要求师生在共同进入特定的医学人文教育情景后，构建起紧密的关系连通，通过持续、高频次、高质量的师生互动实现教学信息的有效传递和反馈，进而实现知识的生产与再生产，这是获得良好教育效果的基本保障。经验观察显示，医学生对于正在接受的医学人文教育呈现出差异化的认知、态度和行动。按照医学生与医学人文教育的"关系程度"，可以将医学生划分为疏远型、中间型、亲密型三种类型，不同类型的医学生和教师之间发展出无连通—互动缺失、弱连通—弱互动、强连通—强互动三种不同的关系状态。我们可以回归到连通性这个基本维度，从师生之间的人际互动和关系状态出发，来考察不同类型的师生互动对于医学人文教育效果的影响机制。由此可见，推动医学人文教育实现高质量发展的一条重要路径，就是本书一再强调的改善师生互动、构筑广泛密切的师生关系连通。

在写作本书的过程中，我得到了北京大学医学人文学院、教育学院诸多专家学者的帮助，也通过任教的课堂、施教的学生获得了第一手的研究资料，在此表示感谢！本书的出版得到了北京大学医学出版社的大力支持，特别是教育二部主任赵欣副编审的专业学识和严谨、认真、负责的态度，令我钦佩，在此一并致以诚挚谢意！期待更多的学者能够加入医学人文教育研究队伍中，共同搭建起团结协作的学术共同体，携手推动医学人文教育的高质量发展。

李腾子

2023 年冬，北京

目 录

第一章 引 论

医学是改善人类福利、促进社会发展的重要途径，也是与人类社会和人类自身关系最为密切的学科门类和制度安排。20世纪以来，现代医学不断取得重大技术突破，持续提升人类社会整体福利状况，人们对于医学技术的信任和依赖与日俱增。但与此同时，现代医学又因为过于偏重技术、忽视人文关怀而引发了严重的伦理问题和社会冲突，导致部分人对医疗卫生制度和医疗健康服务表示质疑、批评和不满。这幅期望与失望并存的现实图景表明，现代医学始终处于既被高度信任和依赖，又时常面临批评和不满的冲突困境。伴随着对现代医学"唯技术论"的反思，20世纪60年代出现了医学人文运动，呼吁医学回归人文主义本原，在医疗诊治中体现并尊重人的价值，重构医学与社会的良性关系，推动出现了医学人文教育。作为医学教育体系中的重要制度安排，医学人文教育强调科学精神与人文精神的融合，主张培养兼具科学精神、专业技能和人文情怀的医学人才，调和医学教育的过度专业化，进而系统性地调整医学与社会的关系，以此回应来自社会的强烈期待。

第一节 "时"与"势"的产物：医学人文教育的时代背景

医学人文运动的出现和医学人文教育的发展，是时代进步和社会发展的产物，也是现代人类捍卫和发展自身生命权利的产物，更是学术研究、医学实践和社会运动共同作用的产物。面对现代医学的发展困境，医学人文理念逐渐受到专业人士和社会大众的重视。人们逐渐认识到，医学不仅是一门自然科学，而且具有鲜明的社会功能和人文属性，是自然科学、社会科学和人文学科的统一体。现实需求有力地推动了医学人文价值观作为新的教育理念进入高等医学教育实践，现代医学理念得以更新，医学人文教育由此出现并在全球范围内迅速扩散。

一、现代医学面临的冲突与困境

在人类社会的日常生活中，疾病、卫生和健康与每个人息息相关。特别是进入20世纪以来，医学科技在基础研究和临床诊疗领域不断取得革命性成就，诸多顽症得以治愈，公共卫生状况和人类生存质量不断改善。在此过程中，医学承载了越来越强烈的社会期待，医生扮演了越来越重要的社会角色，医学与卫生保健制度已经成为当今社会核心的主要社会保障制度之一。正如罗伯特·默顿（Robert K. Merton）所指出的那样，"医学与卫生保健的技术和科学已成为我们时代的核心性的主要社会制度之一"，支持上述论断的一个重要因素是大约四分之三的美国人在1976年就已加入了自愿健康保险项目[①]。在中国，根据国家医疗保障局在互联网上提供的统计数据显示，近年来我国已经实现了"全民参保"，参保率稳定在95%以上，截至2022年底，全国基本医疗保险参保人数已经达到了13亿4592万人[②]。但不容忽视的是，尽管医疗卫生和健康事务几乎与所有人相关，医学和保健制度已经覆盖了绝大多数民众，患者也从医学技术革新中实际获益，但部分人对医学和可获得的医疗服务却持续表达出不满。这表明在医学科学技术不断进步和医疗保障制度不断完善的同时，现代医学似乎陷入了一种充满悖论和冲突的尴尬境地。默顿指出，医生作为一种专业职业者，具有相当高的专业水平，当他们为他人提供利他主义服务时，会很自然地受到尊重；而当其实际表现低于期望时，公众就会很明显地表达出不信任。作为例证，默顿使用了美国盖洛普（Gallup）和哈里斯（Harris）公司所开展的民意测验，其中一项调查结果显示，"在被调查者中，对医学（作为职业）非常信任的人数占比，从1966年的73%下降到1981年的37%"。默顿将这种情形描述为"托克维尔式的二律背反""专业服务能力的提高可能会导致加剧对以往提供的服务的怀疑"[③]。哈佛大学教授、著名医学史学家查尔斯·罗森伯格（Charles E. Rosenberg）更是直言不讳地指出，现代医学所面临的困境就是人们"既对科学医学高度信任，又对可获得的医疗存在广泛的不满"[④]。

在现实社会中，我们可以很清晰地观察到默顿和罗森伯格所描述的现代医学面临的冲突、悖论与困境。一方面，公众对医学技术和医务人员高度依赖；但另一方面，部分公众又对所获得的医疗服务持续表达不满。回顾医学科学发展史，20世纪以前的医生只能凭借有限的药物、相当原始的诊疗技术和口耳相传的实践经验帮助患者解除病痛；进入20世纪后，受益于医学技术革新，医生拥有了更高水平的诊断技术和治疗手段，许多曾经被视为"绝症"的疾病和健康问题得到了有

---

① 默顿. 社会研究与社会政策 [M]. 林聚任，译. 北京：生活·读书·新知三联书店，2001：158.

② 央广网. [EB/OL]. https://baijiahao. baidu. com/s?id=1760158717560619895&wfr=spider&for=pc.

③ 默顿. 社会研究与社会政策 [M]. 林聚任，译. 北京：生活·读书·新知三联书店，2001：144-147.

④ 罗森伯格. 当代医学的困境 [M]. 张大庆，译. 北京：北京大学医学出版社，2016：7.

效解决，人类平均预期寿命得以延长，人类社会的整体福利状态实现了"帕累托改进"，公众对于医学科学的信任与依赖不断增长。美国医学文化学者黛博拉·乐普顿（Deborah Lupton）认为，"人们在寻求社会和医学问题的答案时，对医学的依赖性又在日益增加……医学权威被塑造为能力出众、独当一面的形象，医学从业者也依然为无所不能的神"。乐普顿同时指出，"21世纪初，西方社会的一个重要特征是人们对科学医学（scientific medicine）日渐失望……若是在医学境遇中感到无力，我们也会不时地表达不满"①。

客观地讲，即便在医学技术高速发展的今天，医学技术进步和诊疗能力有限之间的矛盾始终存在，大量病症在现有技术条件下仍难以得到有效治愈，需要使用人文的力量以缓解病痛的折磨。在100多年前逝去的美国医生特鲁多的墓碑上镌刻着"To Cure Sometimes, To Relieve Often, To Comfort Always"。这三句话的中文翻译版本很多，如可译为"有时能治愈，常常是缓解，总是去安慰"②，也可译为"有时是治愈，常常是陪伴，总是在安慰"等。字面意思大同小异，其实质内涵则是反映了医学在临床诊疗中通常会面临技术所无法解决的疾病，因此需要医学人文的关怀和支持。正因如此，医学界才会将著名的"特鲁多铭言"奉为圭臬。在社会期待和技术约束的张力影响下，患者一旦没有获得符合自身预期的医疗服务——即便这种预期是不切实际的和非理性的——就有可能引发激烈冲突。在近几十年，医学和社会之间的紧张关系集中体现为不断出现的医疗纠纷和医患冲突，对当事人和整个社会的医患信任关系造成了严重伤害。毫无疑问，严重冲击社会道德底线的恶性事件应当受到强烈谴责，暴力伤医的行为绝对没有任何理由得到同情。但是，这些发生在医院、与医疗相关的暴力事件在客观上反映出一种严峻情形，那就是对于医学这种高度依赖专业知识和专门技术的职业而言，始终面临着能够提供的专业服务与能够满足的社会期待之间的两难困境。作为一种社会现象，医患矛盾的成因是多方面的，其背后隐含着复杂的主观动机和客观原因，绝不能简单归咎于医生、医学、医疗机构和医学教育，但至少说明在医学教育体系中应该有意识地传授人文知识、培养人文能力，更加积极地赋予医务人员有效应对来自于专业团体之外的突发挑战和危险的能力，帮助他们以更加安全而恰当的方式处理医学与社会、医生与患者的紧张关系。

二、现代医学理念的更新与发展

现代医学面临的冲突困境很自然地提醒人们重新审视医学科学和医学教育。人

---

① 乐普顿. 医学的文化研究：疾病与身体［M］. 苏静静，译. 北京：北京大学医学出版社，2016：1-3.
② 张同远. 特鲁多铭言中文翻译探讨［J］. 医学与哲学，2018（1）：90-91.

们逐渐认识到，医学的研究对象是人，人既有生物属性和心理特性，又有复杂多变的社会属性，医学应该同时兼有科学和人文的双重特性。亚伯拉罕·弗莱克斯纳（Abraham Flexner）在《现代大学论——美英德大学研究》一书中专门讨论了现代医学和美国的医学教育，强调"无论医学科学家还是其他学科的科学家，都应把自己看作人，看作传统和历史遗产的继承者，并信仰一切科学的统一性和完整性……即使大学医学院主要培养开业者，并常常是职业型开业者，医学仍深深扎根于文化的土壤。它的理想在根本上属于人文的、科学的和哲学的范畴"[①]。20 世纪 60 年代以来，西方国家出现了医学人文运动，公众强烈呼吁重新定义医学本质，要求医学回归人文主义传统，实现新的发展转向。受到上述思想观念和社会运动的影响，医学学科开始重新审视其自身的完整性——除了以诊断和治疗疾病为目标的临床医学，也应该包括同样重要的公共卫生和预防医学、医学人文学等诸多学科。在原本高度技术化、专业化的医学教育体系中，专业教育和人文教育的关系得以重新考虑，医学院校相继开设不同种类的人文类课程，对医学生进行必要的人文教育已经成为一种制度化安排。

现在看来，医学人文教育的重要性是不言而喻的。这一教育活动为高度专业化的医学专业教育注入了人文元素，试图调和医学中科学主义与人文主义的对立，纠正医学教育的过度专业化，培养兼具专业技术和人文情怀的医学人才，帮助医务工作者更好地处理医学与社会、与患者以及与自身的复杂关系，这是对传统医学教育的颠覆性冲击。但现实观察却提醒我们，医学人文教育的预设目标和实际效果之间存在偏差，医学人文教育的整体效果难以令人满意，也即出现了本书所关注的"有效性困境"。在医学院校，这种有效性困境表现为医学生群体发生了内部分化，医学生对于人文教育的认知、态度和行动呈现出类型差异，医学人文教育情景中尚未普遍建立起持续、稳定、有效的师生互动和关系联结，医学生的社会化没有达到理想状态，医学人文教育效果欠佳。在社会领域，则时常可见新闻媒体关于医患冲突和医疗纠纷的报道，从侧面佐证了医学人文教育的实际效果是很有限的。

时至今日，高等医学教育领域对于医学人文教育的重要性已经形成共识，医学人文教育也从一种反思性、批判性的教育活动逐渐演变成医学高等教育情景下特定的制度安排和政策实践。医学人文教育既是医学教育实践的重大变革，也是对社会思潮和社会发展需求的直接回应，具有很重要的现实意义。鉴于医学人文教育面临的"有效性困境"已经成为制约其持续发展的"瓶颈"，很有必要对此问题的表现、成因和机制做出讨论。更进一步地讲，如果能够找寻出影响医学人文教

[①] 弗莱克斯纳. 现代大学论——英美德大学研究 [M]. 徐辉，陈晓菲，译. 杭州：浙江教育出版社，2001：79.

育效果的具体因素，将对改善医学人文教育状况、培养更加优秀的医学人才提供有益帮助。

第二节 研究视域：师生互动与医学人文教育的"有效性"

　　医学人文教育的对象是正在高等医学院校中接受医学专业教育的学生。20世纪50年代，默顿在关于医学社会学的研究中将这些在医学院学习的医学生称为"学生—医生"（student-physician），他们所接受的教育旨在培养他们"像医生一样思考、感受和行动"，这种"成为医生"（becoming a doctor）的过程旨在塑造医学生的专业自我，也即医学生的职业社会化（professional socialization）[①]。在医学生实现职业社会化的过程中，需要获取不同类型的知识和技能，既包括医学专业知识和技能，也包括人文类学科的知识和技能。换言之，医学人文教育已经成为现代医学教育和医学职业人才培养的重要组成部分。本书试图回答的问题是，在师生共同参与的教学活动中，哪些因素影响了医学人文教育的最终效果？这些影响因素是如何发挥作用的？可以采取怎样的行动策略，帮助医学人文教育摆脱有效性困境？本书认识到，上述问题既是结构性的，又和身处其中的行动者密切相关，可以从社会文化、制度环境、课程内容、教学实践、心智结构、个体行动、师生互动等诸多方面给出回答。在这些因素中，师生互动是一个值得引起关注的重要因素。据此，本书提出如下研究问题：通过分析医学人文教育情景下的师生互动状态，理解和解释医学人文教育的有效性问题。具体而言，本书认为教师和学生是具有不同特质的行动主体，在进入医学人文教育情景后，因为"教"和"学"而发展出不同的互动状态和关系联结，对医学人文教育效果产生了不同影响。该问题可以分解为以下4个方面的问题。

一、医学人文教育的专属性特征

　　我们首先要解决一个重要问题，即医学人文教育何以特别？换言之，医学人文教育作为现代医学教育的一个组成部分，具有什么样的专属性特征？这些专属性特征与师生互动之间又存在什么逻辑关系？罗纳德·巴尼特（Ronald Barnett）认为，"无论初等教育、中等教育还是成人教育，教育情境都是一种人际互动——人

[①] 余成普，宗铮. 过渡期的职业社会化：规培生职业互动中的边缘与冲突 [J]. 社会学研究，2023（3）：45-67.

与人之间的交流"①，这表明人际互动对于教育具有普适意义，所有的教育活动都存在因为师生互动不足而导致教育效果不理想的情况。因此，确有必要在一开始就对医学人文教育的发展历史和内涵特征做出分析，从而在医学人文教育和师生互动之间建立起逻辑关联。本书认为，与医学专业教育或其他教育类型相比，医学人文教育最突出的特征表现为并不直接教会学生掌握某种具体的医学知识和诊治技巧，而是通过持续发生的教育活动，"雕琢"和"形塑"学生的心灵，是一种持续发生的、养成的、隐性的教育活动。这种独特的教育模式格外注重高频次的师生互动，迫切要求在师生之间建立起紧密的关系联结，才能实现教育理念的有效传递，保证教学效果。

二、医学人文教育中的师生互动类型

医学生在进入医学人文教育情景后，会发展出不同类型的师生互动。这其中有什么缘故呢？如果我们对师生互动进行类型划分，意味着医学生群体在特定教育情境中出现了内部分化。因此，根据医学生对待医学人文教育的不同表现，对医学生做出类型区分，分别描述不同类型医学生的具体表现，是深入分析师生互动状态和关系联结的基础。经验资料显示，医学生在接受人文教育的过程中出现的内部分化可以区分为疏远型、中间型和亲密型三类。不同类型的学生和教师之间形成了互动缺失、弱互动和强互动三种状态。本书将在专门章节中对不同类型学生的认知、态度和行为做出分类描述，对学生赋予其行为的主观动机做出理解和阐释，全景式展现医学生群体的内部分化图景。

三、师生互动的具体表现与影响

沿着上一个问题，如果在医学人文教育中出现了不同类型的师生互动，这些互动状态都有怎样的具体表现和后果影响？我们认为，医学生进入医学人文教育情景后出现了内部分化，与教师形成了不同的互动状态和关系联结，构建起了独特的社会关系网络。受到互动理论和社会网络分析的启发，本书将师生视为医学人文教育情景中的不同"节点"（nodes），教师和学生之间的关系联结则是不同形式的"边"（edges/ties）。因为"节点"之间存在诸多的差异特征，这些由"节点"构成的"边"也呈现出不同的状态，有的建立了持续稳定的强关系连通，而有的师生连通状态却是不稳定或断裂的。本书将结合经验资料，描述师生之间不同互动状态和关系联结的具体表现，分析师生互动对于医学人文教育效果的影响，并

---

① 巴尼特. 高等教育理念 [M]. 蓝劲松，译. 北京：北京大学出版社，2012：197.

进一步讨论互动缺失状态的持续和改善、弱互动状态的再强化以及强互动状态的巩固等具体机制，以拓展本书的实践价值。

四、医学生内部分化和师生互动的内在机制

对于前述 3 个问题的回应，是描述性研究所需要完成的工作。在此基础上，很自然地会引入如下问题：在同一个教育情景中，医学生为什么会对医学人文教育采取不同行动，进而导致了内部分化？这种基于医学生内部分化的师生互动和关系联结又是如何获得的？对于前一个问题，本书认为医学生在师生互动过程中所采取的实际行动，是对其进行类型划分的关键依据。因此，本书将引入注意力分配机制，用以分析和解释医学生进入医学人文教育情景后的行为选择逻辑，从而对医学生内部分化的机制和原因做出回应。对于后一个具体问题，受到社会网络分析关于连通性获得机制讨论的启发，本书提出了个体层面的特征同质性机制和群体层面的结构平衡化机制，试图对师生互动状态和关系联结的获得做出回应。

第三节　研究回望：关于医学人文与师生互动的讨论

20 世纪以来，随着技术进步和社会发展，人们对于医学、疾病、健康等关系人类福祉的若干重大问题形成了新的认识，关于医学、医学人文和医学人文教育的研究成果日益丰富。从教育发展与实践的角度看，医学人文作为一种价值观念和行动策略，是医学人文教育实践发展的理论指引和意识先导，医学人文教育是医学人文价值观在现代医学教育活动中的投射与运用，师生互动则决定了医学人文教育的实际态势和教学效果。医学人文教育具有独特性，要求师生在共同的教育情景中构建起紧密的关系联结，通过持续的、高频次的、高质量的互动实现教学信息的有效传递和积极反馈，这是获得良好教育效果的基本保障。值得关注的是，医学人文教育的实际效果难以令人满意。在医学院校，医学人文教育效果在不同学生群体间呈现出较大差异；在社会领域，公众对于医学和医疗服务的不满并未随着医学人文教育的发展而得到明显改善。医学人文教育的预期目标和实际效果之间为什么会出现偏差？什么因素对医学人文教育效果产生了重要影响？对于这些问题的回应，构成了本书的核心关照。因此，本书对于相关研究的回顾与综述，主要围绕医学人文、医学人文教育与师生互动展开。

一、关于医学人文的相关研究

北京大学医学部教授、北京大学医学人文研究院原院长张大庆提出了医学人文研究的"三阶段论"：第一个阶段是 20 世纪初到 20 世纪 60 年代，在此期间关于医学人文的研究成果非常有限，直到 20 世纪 50 年代才逐渐出现对于医学历史人物以及医学与哲学、宗教等关系的讨论；第二个阶段是 20 世纪 60—80 年代，关于生命伦理和医学伦理的讨论成为主流；第三个阶段是 20 世纪 80 年代至今，形成了真正意义上的研究高潮，在此期间，《学院医学》（*Academic Medicine*）创刊并开始专门发表医学人文相关文章，《美国医学会杂志》（*The Journal of the American Medical Association*，*JAMA*）、《柳叶刀》（*The Lancet*）等顶级期刊增设了医学人文版面，美国医学索引（Pubmed）收录的医学人文相关研究文献接近 10 万篇，研究领域呈现出多学科和跨学科特点，研究者的地域分布也从西方向全球扩散[①]。关于医学人文的现有研究大致集中于两个方面：一是对于医学人文概念和内涵的辨析[②]；二是将医学人文视为医学科学和职业中最为重要的价值规范，并据此展开反思和研究。

日本医学人文学者足立智孝（Toshitaka Adachi）对医学人文的概念和内涵进行了系统梳理。他首先辨析了医学教育所使用的两种人文学的定义，第一种定义是将人文学界定为在字面上与人文相关的学科。例如，1965 年美国《国家艺术与人文基金法规》提出，"人文学"这一术语既包括语言学、文学、历史、法学、艺术等研究领域，也包括运用人文学方法或包含人文学内容的社会科学，还包括在人类环境中开展的人文研究。第二种定义则是从方法论出发，认为人文学关注的是人类生活中不被经验观察和实证调查所涵盖的部分，或者是与经验观察和实证调查相冲突的部分。据此，足立智孝将人文学定义为这样一类学科："它们通过反思、沉思、灵感和批判而不是经验的或科学的方法来帮助我们认识自身价值以及作为人应当如何存在"。沿着这一思路，足立智孝对医学人文的概念、目标和教学方法进行了讨论。关于概念，从实践和教学的角度来看，医学人文是医学机构中各种人文学科所开展的教学活动，既包括对医学问题和医学工作者的人文研究，也包括医学课程中的所有非医学学科。足立智孝认为，医学人文概念体现了两种不同的教学理念："补充"和"整合"。所谓"补充"，是指通过人文学的不同理念

[①] 张大庆. 医学人文学的三次浪潮 [J]. 医学与哲学，2015（7A）：31-35.

[②] 医学人文和后面将要讨论的医学人文教育，是两个既有联系也有区别的概念。这两个概念在字面上相似，所指涉的内容也在相当程度上具有重合性，都涉及对医学价值、目标和意义的解读与反思，都需要回应医学中科学与人文的关系问题，因此在现实中往往被混淆使用。简而言之，二者的区别在于，医学人文侧重于价值观念层面，对于何为医学、在医学活动中应该坚持什么原则等根本性问题做出了规定；医学人文教育则侧重于制度建构和教学实践，既是医学人文价值观在教育实践层面的运用和体现，也是医学教育体系中的制度化安排。

来补充医学科学和技术，从而使得医学、医学工作者和医学实践得到"软化"。所谓"整合"，则强调医学研究要完全站在人的角度来理解医学，实现科学技术知识与人文知识的重新融合。相比之下，足立智孝更为赞赏"整合"观，因为这一观念强调了医学中的科学与人文是不可分割的。他援引了大卫·格里夫斯（David Greaves）的观点，认为医学人文的"整合"观具有以下特征：①强调医学人文中人的作用；②强调医学人文不是亚学科（不是补充理论），而是渗透并应用于医学知识和实践各个领域的一种视角；③强调医学人文要在方法论上实现统一，从而发挥跨学科的优势，提供分析和综合的批判性反思；④强调要重新审视医学的本质和目标。更进一步，足立智孝认为医学人文的目标在于提高医学生和医务工作者的情感能力和认知能力，并认同唐尼·赛尔夫（Donnie J. Self）提出的经典人文学法（情感培养法）和人文心理学法（认知培养法）两种教学方法[1][2]。

中国学者也对医学人文的概念进行了讨论。张大庆认为"医学人文"概念包含两层意义，一是指"人道的医学"，强调对待他人的善行；二是指人类的终极关怀与人性的提升，承认"医学的限度"。医学人文学则是一个多学科与跨学科的研究领域，涵盖了人文学科、社会科学和艺术[3]。北京大学医学部段丽萍教授提出，可将"医学人文"拆分为三组关键词："医学"关注疾病和健康；"人"强调了医学面对的是"完整的人"，包括"人的精神和躯体"；"文"则意指文化、生活和教育背景。三组关键词组合起来，实质上是要求医生在面对不同病患时充分考量病患所处的社会环境和文化背景，采取不同的思考方式和应对策略[4]。

在探讨医学人文概念的同时，更多学者将医学人文视为医学职业的价值规范，并从不同角度出发，对现代医学和医疗制度的不足之处进行了反思。默顿在关于医学社会学的研究中指出，"每一时代的医生都已认识到，必须把患者当作全面的人，这包括患者的人际关系和社会环境"；他还援引了曼彻斯特大学神经外科教授乔夫雷·杰斐逊（Geoffrey Jeffson）的观点："患者是人。学生必须清楚这些人是谁，了解他们的生活和他们的生活方式，找出他们之所以生病的原因。"默顿认为，在早期的社会结构和医学行业组织中，行医者通常是"无意识地重视环境对于患者的影响"；但随着社会环境复杂性的提高和医学行业专门化的加强，"患者是人"的医学传统价值观念没有得到很好的遵守，医生与患者之间的关系变得越来越陌生，医生更多的是将患者当作病人而不是当作人，因此很有必要"有目的性地运用教育方法去抵消这些倾向"，确保医生和患者的密切接触，充分了解患

① 足立智孝. 美国的医学人文教育：历史与理论 [J]. 医学与哲学（人文社会医学版），2009（1）：8-13.
② 足立智孝. 日本医学人文教育 [J]. 医学与哲学（人文社会医学版），2009（2）：60-63.
③ 张大庆. 医学人文学：从多学科走向跨学科 [J]. 中国医学人文评论，2008（2）：1-6.
④ 段丽萍. 对医学人文的体会 [J]. 中国医学伦理学，2018，31（4）：498-499.

者所处的环境、日常生活和家庭史，重视环境对于患者的影响，实现医学治疗的"潜在价值"①。

美国医学人文学和生命伦理学奠基人埃德蒙·佩里格里诺（Edmund Pellegrino）对受到技术与科学完全支配的现代医学提出了尖锐的批评，认为现代医学的问题主要表现为"专业划分过细；技术至上；过度职业化；忽视个人和社会的文化价值；医生角色职责过于狭窄；太多的治疗而非疗愈（healing）；对预防、病人参与和病人教育的强调不够；科学太多，人文太少；经济刺激过多；忽视穷人和弱势人群；日常生活过度医学化；医学生受到非人道对待；住院医师劳累过度；语言和非语言沟通能力不足"，等等②。美国医学史学家查尔斯·罗森伯格对于医学的若干基本问题也进行了批判性思考，认为医学不仅受到技术进步的影响，还受到来自政治的、社会的和文化的等多方面的影响；而医学所要解决的问题，绝不仅仅是单纯的"个体生物学的特征，而且也涉及个体的社会和情绪认同"。罗森伯格主张将疾病理解为"一种官僚、社会、管理以及生物学和观念上的社会实体"，是个体病人及其家庭的文化背景、社会环境以及具体病症的综合体："疾病实体是社会存在，是在建构和重新建构人们的真实生活时进行复杂且多维协商的行动者……因此，不能将疾病特性简单地理解成一个与我们的社会和社会的人无关的领域。疾病特性与个人意识和社会场域都有关系。"③

在国内学者的反思中，张大庆的观点颇具代表性："随着医学技术的飞速发展而形成的'技术至善论'将人们锁定在医学'能做，必须做'的雄心勃勃的幻想中……对医生的行为和医患关系产生了深刻的影响……作为一个整体的病人就这样在现代医学诊疗过程中被逐渐消解了。医学中的人文精神在现代科学技术洪流的冲刷下失去了往日的光彩。"④学术界对于医学人文的认识和理解，几乎都源于对传统医学教育中"唯技术论"的批判，以及对医学中"科学主义倾向"和"技术至善主义"的反思，告诫人们要时刻警惕"医学向医学技术主义迈出了危险的半步"⑤。这些批评和反思充分唤醒了现代医学对于人文主义传统理念和价值规范的认可和重视，推动了现代医学向人文主义的回归。

类似的反思同样出现在医学实践领域。1977年，罗切斯特大学医学院的精神病学家兼内科学教授乔治·恩格尔（George L. Engel）提出了著名的"生物-心理-社会"医学模式（biopsychosocial medical model），主张"对于疾病和健康问

---

① 默顿. 社会研究与社会政策 [M]. 林聚任，译. 北京：生活·读书·新知三联书店，2001：173-175.
② 郭莉萍. 从"文学与医学"到"叙事医学" [J]. 科学文化评论，2013，10（3）：5-22.
③ 罗森伯格. 当代医学的困境 [M]. 张大庆，译. 北京：北京大学医学出版社，2016：3-5，25.
④ 张大庆. 论医学的人文精神 [J]. 山西大学学报（哲学社会科学版），2003（8）：20-24.
⑤ 刘虹. 论医学人文精神的历史走向 [J]. 医学与哲学，2002，23（12）：20-22.

题来讲，人应当被视为一个整体，并要充分考虑心理和社会因素对疾病的影响。"[①]
恩格尔提出的医学模式深刻改变了现代医学，医学界逐渐认识到医学本身是复杂而多元的，医学不仅仅是技术，更是一门综合的技艺，是生物、心理和社会知识的综合。在医疗过程中，单靠技术不足以解决一切问题，不能有效回应诸如医学实验伦理、医患之间的"人情互动"、信任危机和医疗纠纷、重构医生的职业声望等现实问题。叙事医学（narrative medicine）的创始人、美国哥伦比亚大学内科学教授丽塔·卡伦（Rita Charon）就认为，恩格尔提出的新的医学模式表明"医学需要考虑的不仅仅是疾病的生物学变化，同时也要考虑到疾病中家庭、社区和社会的因素"，这一思想"激发了医学实践和医学教育去关注疾病除病理生理以外的因素，如造成疾病的社会文化因素、在疾病面前患者行为的改变以及影响医学治疗有效性的因素等"[②]。更进一步地讲，医学实践领域的反思也对医学教育产生了影响，要求通过革新医学教育体系，改变医学技术化、官僚化所带来的"诊断的暴政"，将医学生培养为"绅士—医生"（gentlemen-physician），以更积极地回应社会期待，更广泛地获得社会认同。这意味着医学人文教育将人文元素引入医学教育，具备正当性与合理性。

在社会领域，现代医学的高度技术化导致"唯技术论"盛行，引发了公众对于医疗服务和医学健康制度的强烈不满。20世纪60年代，美国民众出于对现代医学忽视人文关怀的不满，发起了广泛的医学人文运动，为医学人文教育在美国的生发培育了社会条件。在当时，"由于医生仅仅关注专业本身，从而造成患者群体对医学专业产生对立情绪，在越来越多的社会政治活动中，普通民众对医疗健康保障的诉求越来越多"[③]。社会领域的不满还表现为对医患沟通状况的批评。罗森伯格主张从结构层面来考察医患关系，从而对处于社会结构中的医患沟通加以更多关注。

> 医生与病人的微社会系统中对沟通的需要并未间断，到了21世纪，沟通的质量出现了问题……但是对沟通的需求仍然一如既往……病人始终需要让别人来理解他们的处境[④]。
>
> 医学的人道传统和复杂、妥协的现实之间的差距可以被认为是供求之间的结构危机……这种结构性的冲突是由供求的不对称显示出来……医学日渐去人性化，技术越来越充斥医学[⑤]。

[①] 郭莉萍. 从"文学与医学"到"叙事医学"[J]. 科学文化评论, 2013, 10 (3): 5-22.

[②] 卡伦. 叙事医学：尊重疾病的故事 [M]. 郭莉萍, 译. 北京：北京大学医学出版社, 2015：34.

[③] 刘旭东, 张晓丽. 医学人文教育的起源、发展与现状 [J]. 西北医学教育, 2011, 19 (3)：529-531.

[④] 罗森伯格. 当代医学的困境 [M]. 张大庆, 译. 北京：北京大学医学出版社, 2016：106.

[⑤] 罗森伯格. 当代医学的困境 [M]. 张大庆, 译. 北京：北京大学医学出版社, 2016：173.

在罗森伯格看来，医生和患者之间的沟通之所以重要，是因为医学专业知识在社会中的分布是不均衡的，这种特点类似于默顿提及的"医学的自治性"，这意味着即便面对同一种病症，医生和患者也可能会形成完全不同的理解，如果在沟通上出现了断裂，就会加剧医患之间的窘迫关系，并将带来普遍性的社会焦虑。

现在看来，来自社会领域的期待和不满体现了医学所具有的社会属性和功能，凸显了社会关系和社会互动在医学中的重要意义。医学的使命不仅是治疗某种具体的疾病，更重要的是通过医疗活动，帮助病患重新回归正常的社会生活。民众发起的社会运动也表达了同样的诉求：医学不能只关注技术和治疗，不仅要解决患者生理和心理上的痛苦，还要通过治愈、安慰和关怀，对患者的身心状态以及患者所处的社会背景施以整体性治疗，帮助患者重新进入正常的生活世界，协调和重构人与人、人与社会、人与自然的关系。

二、医学人文教育的内涵、策略及新动向

（一）医学人文教育的内涵与策略

在医学人文价值观的指引下，现代医学教育开始发生转向。教育哲学家内尔·诺丁斯（Nel Noddings）批评了美国传统人文教育，认为"这种教育将狭隘的理性和抽象的推理过程视为完整人生的标志"，过于片面地强调理性，忽视了人的情感历程和道德行为。因此，诺丁斯提出了"关心理论"（又译为"关怀理论"），主张构建起注重关心的新型人文教育，建立"以人类问题为中心的课程"和"围绕关心而组织的课程"，教育学生"学会关心自我，关心身边最亲近的人，关心与自己没有关系的人……关心自然环境，关心动植物，关心人类创造的物质世界，关心知识和学问"[①]。如果用诺丁斯的"关心理论"来衡量医学人文教育，就会发现这二者在内在精神层面是相通的，都主张构建起关注人类终极价值的教育体系。从这一点来看，可以将医学人文教育视为医学人文价值观指引下的教育实践：医学人文价值观强调医学要回归人文传统，将医疗转变为对人的整体性关怀和治疗过程，这种价值理念投射到教育实践中，就逐渐塑造了一种独特的教育取向——注重培养医学生的人文情怀和人文素养。

柯克林（Kirklin）将医学人文教育定义为一种跨学科的、不断发展的、国际化的努力，旨在借助于文学、艺术、戏剧、电影、音乐、哲学、伦理学、人类学、历史学等不同学科的创造力和智识优势，以达成医学教育的目标[②]。夏皮罗

[①] 诺丁斯. 学会关心：教育的另一种模式：第二版 [M]. 于天龙，译. 北京：教育科学出版社，2014：64，233.
[②] Shankar P R. Medical humanities [J]. Journal of Medical & Allied Science，2011，2（1）：26-28.

（Shapiro）等则从教育学的角度做出界定，认为医学人文教育是一种跨学科的教学模式，综合运用了多种人文学科的方法、概念和内容，研究疾病、疼痛、残疾、痛苦、诊疗、医患关系等医学和护理实践的各个方面，以此教育医学生从自我认知和人道主义的角度，更好地理解医生这一特殊职业[①]。国内有的学者将医学人文教育定义为"旨在适应 21 世纪医学发展，突显医学人文价值和实现医学根本宗旨，针对传统医学教育存在的科学主义倾向，以培养医学人才人文素质、人文精神，提高医学人才整体综合素质和创新能力为目标，达到促进医学教育从单纯强调科学教育到实现科学与人文相互融合的教育"[②]。还有国内学者认为，医学人文教育可从工具和价值两个层面来理解：工具层面包括医患沟通、医学法规和伦理准则，更多侧重于技能培训，但并非真正的人文关怀；对于医学人文教育而言，更重要的是尊重和关爱病人的价值层面，要求"从整体角度去理解生命、理解健康、理解医学，懂得综合考虑病情、风险以及长期的生命质量，真正对患者负责"[③]。与此同时，有学者对国内学术界关于医学人文教育的概念界定做出如下综述：蔡志刚等认为医学人文教育是在一般人文教育基础上，将人文与医学科学及实践结合，把医学生培育成人格和谐、健全和全面发展的人；张会萍认为医学人文教育是对医学实践者素质与品格的教育，是围绕医学和医学人文学科群对医学生、医务工作者进行人文精神培育、人文医学执业技能提高而开展的实践活动；吴雪松等则提出，医学人文教育通过开设人文课程及人文精神解读，提升医学生的审美情趣、文化品位和人文素质，实现医学人文精神在观念与实践层面的统一[④]。

　　医学人文教育是一种具有鲜明价值取向和独特性的医学教育活动。"现代医学教育的内涵规范了医学的发展应为医学生的知识结构和整体职业素质提出更高的要求，医学生应成为具有医学专业素质与人文素质的综合型人才"[⑤]，要特别重申康德关于"人是目的，不是手段"的哲学论断[⑥]。在自然科学与人文学科融合发展的时代，医学高新技术的发展离不开人文情怀，必须追求科学的医学和人文的医学之间的平衡[⑦]。据此，医学教育领域的学者开始反思传统的医学人才培养模式，认为医学人文精神的缺失，将导致医学人才培养出现严重后果。有学者提出，医学院校开展人文素质教育，将人文精神内化为学生的个人价值理念，继而外化为

[①] Shapiro J, Coulehan J, Wear D, et al. Medical humanities and their discontents: definitions, critiques, and implications [J]. Academic Medicine, 2009, 84 (2): 192-198.

[②] 李情. 理解医学人文教育的几个关键 [J]. 西北医学教育, 2006, 14 (5): 516-517.

[③] 张大庆. 医学人文：精神还是技能 [N]. 健康报, 2009 年 6 月 26 日第 003 版.

[④] 张威, 孙宏亮. 我国医学人文教育研究的现状及走向——近十年医学人文教育研究综述 [J]. 医学与哲学, 2017, 38 (7A): 52-54.

[⑤] 刘旭东, 张晓丽. 医学人文教育的起源、发展与现状 [J]. 西北医学教育, 2011, 19 (3): 529-531.

[⑥] 韩水法. 通识教育与人类关切 [J]. 中国医学伦理学, 2018, 31 (4): 501-503.

[⑦] 刘芳. 医学生人文精神的培养与 STS 教育模式的探索 [J]. 医学教育, 2002, 4 (2): 16-17.

人文关怀行为，是义不容辞的教育责任，在现代医学教育体系中具有不可或缺的基础性地位[①]。这类批判性、反思性研究数量庞大、内容丰富，结论的同质化程度也较高，都反对在医学教育中过于注重科学和技术，强调要重塑医学的人文主义关怀，在医学教育中增加人文教育的分量。

在医学人文理念和价值规范的冲击下，现代医学教育的目标取向和实践策略开始转型。在教育目标方面，医学人文教育刷新了人们对于医学的陈旧认识，高等医学院校开始从培养推崇技术工具的"科学家医生"（scientific physician）转向培养兼具医疗技术和人文关怀的复合型人才。哈佛医学院提出，"医务工作者的任务不再仅仅是治疗疾病，更重要的是疾病治疗与患者的生理、心理、社会角色相结合"。国际医学教育标准也针对人文素养培养提出了预期目标：强调医学人文精神以及职业医生的价值观念、职业态度的培训，强调医学生批判性思维、创新能力、良好的交流技巧和沟通能力的培养。国际医学教育专门委员会（Institute for International Medical Education，IIME）制定了《全球医学教育最低基本要求》，对于医生职业价值态度、行为伦理、沟通技能都提出了明确要求[②]。在教育策略方面，医学人文教育沿袭了恩格尔提出的"生物-心理-社会"医学模式，致力于既培养学生认识和掌握医学技术，又培养学生理解和应对社会问题。这些教学活动"从结构上包括医学人文社会科学知识、能力（分析归纳、语言运用和美学能力）、方法（能从不同层面和侧面认识世界、了解社会）、道德理性（健全的心智、对传统伦理道德的批判性继承）等方面，具体涵括道德修养、个性人格、理想追求、人际关系、思想素质、政治素质、道德素质、文化素质、审美素质、身心素质等以人的涵养与人性、情感、欲望、情绪等为特征的为人品质"[③]。

（二）叙事医学——医学人文研究的发展新动向

医学人文教育在迅速发展的同时，一直面临实际效果与预期目标存在偏差的有效性困境，迫切需要寻找到合适的教育路径，以激发医学生的认知共鸣，使得教师能够更加有效地将医学人文的价值规范和知识技能传递给学生。从教育实践来看，这其实就是医学人文教育的"切入口"和"载体"问题。2001年，丽塔·卡伦在《内科学年报》提出了叙事医学概念，开创了"叙事医学"这一医学人文的新兴领域，不仅成为医学人文教育的发展新动向，而且有望较好地解决医学人文教育面临的上述问题。

叙事医学明确提出了"关系性医学"的论断，认为任何医学治疗活动的基础都是人与人之间的关系；而医患关系之所以重要，就是因为只有医患双方在充分

① 李情. 理解医学人文教育的几个关键 [J]. 西北医学教育，2006，14（5）：516-517.
② 牛磊磊. 国外医学人文教育的发展及其教学 [J]. 继续医学教育，2012，26（1）：20-23.
③ 孙鹏. 医学生人文素质教育体系构建研究 [D]. 重庆：第三军医大学，2012.

沟通和信任的基础上进行共同决策，患者才能真正遵循医嘱，医生也才能真正有效地开展治疗。卡伦赞同哲学家保罗·利科（Paul Ricoeur）关于叙事的观点，即"大部分的人类知识以预叙事（pre-narrative）或准叙事（quasi-narrative）的形式存在"，人类的知识只有通过叙事性的语言才能被知晓、传递和理解，认为在某种情形下"叙事"甚至可以取代"论证"（argument）和"解释"（explanation），并分别讨论了医学的五种叙事特征——时间性、独特性、因果/偶然性、主体间性和伦理性[①]。卡伦将"叙事能力"界定为一种"能够吸收、解释并被疾病的故事所感动的能力"，认为这种能力不仅可以帮助医务工作者更好地理解和领悟患者的经历，从而更准确地提供诊断和治疗；而且可以增进医务工作者反思和理解医学职业的意义，从而更有效地和公众、研究者以及同事进行对话。在此基础上，卡伦将"叙事医学"定义为"一种具有叙事能力的医学实践"，认为这是医疗卫生的新框架，通过尊重患者和临床工作者，为不断出现问题的医疗卫生体制提供了新希望，同时也提高了疾病治疗的成功率[②]。

　　落实到具体的教学实践层面，叙事医学高度重视对于医学生"共情"能力的培养。从学理上讲，在传统医学教育中，医学生通常被要求"在情感上与病人保持距离"，因为"医学教育者认为情感具有主观性，会干扰医学实践中的'科学'判断"。但叙事医学则恰好相反，高度重视医疗过程中的情感作用，致力于培养学生的共情能力，美国医学院校协会（Association of American Medical Colleges）已经把共情能力的培养作为医学教育的目标之一。"共情"（德文 Einfühlung，英文 empathy，也译为"同理心"）一词最早由德国心理学家西奥多·利普斯（Theodor Lipps）于 1907 年提出，他认为在人际关系中，一个观察者会想象性地感知并经历被观察者的生理应激反应。Daniel Batson 归纳出了"共情"的 8 种定义：知晓另一人的内心状态，以相应姿态回应另一人的姿态，感知他人之所感，把自己投射到他人的境遇中，想象他人是如何思考和感觉的，想象处在他人的视角该如何看待问题，看到他人的痛苦感到沮丧，同情正在经受痛苦的人[③]。叙事医学严格区分了"共情"和"同情"，认为共情强调平等的理解，要求把自己投射到他人的境遇之中，想象自己如何站在他人的立场上看待问题；而同情则是一种居高临下的情感关怀，是情感性或者情绪性的感情表达。在叙事医学看来，培养医学生的共情能力，能够帮助他们更好地理解病患，这不仅是一种能力，也是一种职业道德。更重要的是，叙事医学需要载体和切入口，以实现理论与实践的联结。通过培养共情能力，既契合了叙事医学所主张的对于病患困境的理解和回应，又为实践叙

① 卡伦. 叙事医学：尊重疾病的故事 [M]. 郭莉萍，译. 北京：北京大学医学出版社，2015：102，51.

② 卡伦. 叙事医学：尊重疾病的故事 [M]. 郭莉萍，译. 北京：北京大学医学出版社，2015：4-15.

③ 郭莉萍. 从"文学与医学"到"叙事医学"[J]. 科学文化评论，2013，10（3）：5-22.

事医学理论提供了平台。卡伦主张通过指导医学生书写"平行病历",通过"用日常话语书写他们的病人",帮助医学生理解患者的真实遭遇,从而实现"共情"。比如,卡伦要求学生按照如下方法书写平行病历:

> 每天你们都要在临床病历上书写关于每一位患者的病情,你们自己清楚地知道要写的内容以及格式。你要写患者的主诉和症状、查体结果和化验结果、会诊医师的意见以及治疗方案。如果你的患者因前列腺癌即将离世,也许这会让你想起自己的爷爷,他在去年夏天死于同一种疾病。所以,每当你走进这位患者的病房,你就会触景生情而落泪,你不能将其写入临床病历中,因为这不符合规定。但是我会让你把它写下来,写在其他地方,那就是写到平行病历上面。①

从社会学的角度来看,叙事医学所主张的教育策略,非常类似于默顿在医学社会学研究中提出的直接观察法、社会学日记与重点访谈法、同组分析技术（panel technique）等社会研究的常用方法②。比如,"直接观察法"可以对教学医院中的医生和患者进行社会人类学研究,观察社会互动和关系类型,以此来实现对患者的全方位理解;"社会学日记"是指记录"在特定情境中所做的和所说的事情",很类似叙事医学中的平行病历;而"同组分析技术"可以用于实验教学,通过设置实验组和对照组,来观察叙事医学教育在学生中的实际效果。叙事医学和社会学在方法策略上的相通,强有力地证明了医学人文教育"融汇多种学科"的特征。

在中国,叙事医学进入公众视野的时间并不长,但发展速度很快。2006年,国内学者翻译了纽约时报关于卡伦医生会见癌症病人的故事,这是国内首次关注到叙事医学。2010年以来,关于叙事医学的文献逐渐增多,讨论内容大多集中于对叙事医学起源、发展状况、实践意义等的介绍,也有部分研究涉及叙事医学教育策略的设计。2018年,中文期刊《叙事医学》创刊。北京大学医学人文学院教授郭莉萍系统梳理了叙事医学的源起和发展历程,指出在20世纪60年代的医学人文运动中,文学开始进入美国医学院的课程体系,产生了"文学与医学"这一新"学科"。文学和医学的联结,反映了医学界对于科学主义和人文主义关系的反思与重构。但是,"在最初的三十年,文学与医学一直在寻求自己的研究方法和理论基础,却始终徘徊在医学教育的边缘",直到2001年卡伦创造了"叙事医学"一词,"才使文学与医学真正在医学教育及实践中扎下根来"。郭莉萍认为,卡伦所强调的叙事能力"为医生提供了接近病人情感和精神的工具,可使医生了解病人内心的伤痛、绝望、希望、道德上的痛苦等,这些因素既可能是疾病的结果,也可能是疾病的原因;病人的叙事提供了一个全方位了解病人疾病的框架,可为

---

① 卡伦. 叙事医学:尊重疾病的故事 [M]. 郭莉萍,译. 北京:北京大学医学出版社,2015:217.
② 默顿. 社会研究与社会政策 [M]. 林聚任,译. 北京:生活·读书·新知三联书店,2001:185-190.

正确的诊断治疗提供一定的信息"。伴随着对于"叙事"的深入研究,叙事医学开始逐渐成型,拥有叙事能力的医生"能够倾听病人的叙事、想象病人的境遇、理解他们的痛苦、尊重他们的选择……在一定程度上平衡医患关系";更进一步地,借助于叙事医学,医生能够更好地应对和处理医生与病人、与自己、与同事以及与社会这四对医学实践中的重要关系[①]。

在北京大学医学部,研究者们设计了一项旨在培养医学生共情能力的干预型教学实验,整合了影视鉴赏、共情游戏、平行病历等多种教学方式,要求学生在实验前后使用杰斐逊医生共情量表(Jefferson scale for physician empathy,JSPE)自测共情水平,使用 t 检验对前测和后测数据进行了显著性差异分析。结果显示,干预前和干预后 JSPE 的全样本(不分性别)的均值及最低值都有所提升,这表明"共情干预教学是有效的"[②]。

目前,关于叙事医学的认识还没有完全达成一致。部分学者表达了对于叙事医学的质疑,认为在目前这种医疗压力高度紧张的状况下,难以严格要求医生以"共情"的方式充分倾听病患倾诉、撰写详细的"平行病历"并采取叙事疗法开展治疗。但无论如何,叙事医学成功地将文学引入了医学教育实践,提供了开展医学人文教育实践的全新路径,是医学人文教育研究值得持续关注的新动向,在学术研究和实践探索领域都展现出强劲的生命力和广阔的发展前景。

三、师生互动与医学人文教育

(一)师生互动的基础:差异化认知

在面对医学人文教育时,不同类型的行动者在认知和态度上必然存在差异。即便是同一类型的行动者,也有可能在认知和态度上存在差别。在不同的认知和态度影响下,行动者赋予自身行动以不同意涵,并据此采取了不同的行动。也就是说,当行动者做出情景定义、形成具体的认知和态度后,将会采取与其态度相符合的行动。因此,了解教师和医学生对于医学人文教育的认知和态度,是理解其行为的前提。有学者对国内十余所医学院校的医学人文教师进行了问卷调查,结果显示被调查者"充分认识到医学人文教学在培养医学生健全的人格、医学人文精神、批判性思维,以及提高医学人文能力、储备医学人文知识中的作用",95%的被调查者认为加强医学人文教育"十分必要",81.4%的被调查者对于"培养健全人格"的教育目标认同度最高。但调查结果同时显示,67.1%的被调查者认

---

① 郭莉萍. 从"文学与医学"到"叙事医学"[J]. 科学文化评论,2013,10(3):5-22.
② 郭莉萍,魏继红,李晏锋,等. 医学人文与共情 [J]. 中国医学人文,2015(10):7-10.

为当前医学人文教学效果"一般",关于医学生对医学人文课程的重视程度方面,49.3%的被调查者认为"一般",20.7%的被调查者认为"较低"。这表明,在高认可度和低满意度之间存在落差[①]。

另一项类似研究选取了大连医科大学、哈尔滨医科大学、南京医科大学、河北医科大学、重庆医科大学五所大学的24所附属或教学医院的在职医师,获得了医生对于当前临床实践人文水平的评估结果。统计结果显示,仅有11.9%的医生认为在临床中实践医学人文的水平"非常好",而认为"不好"和"非常不好"的合计达到了21.6%[②]。考虑到临床医生是具有双重身份的行动者——临床医生在校期间是医学人文教育的接受者,其从事临床医疗后的行动直接显示了医学人文教育的效果;临床医生具备教学资格后,又将在培养下一代医学生的过程中继续传输医学人文价值规范和知识技能——这些现象和结论就显得非常重要了。这些结论至少告诉我们,教师和临床医生都有将医学人文教育理念付诸实践的强烈意愿,但对于临床中医学人文水平的评价不高,显示出认知和行动之间还需要实现更加有效的关联和转化。

有学者设计了一项针对临床医生和医学生的认知对比研究。结论显示,尽管绝大部分的医学生(占83.8%)和医生(占94.3%)均认识到医学人文教育的价值,但当被问及"医学人文教育对医师职业帮助"时,92.1%的医生认为较大,却仅有30.3%的学生认为较大,二者在此项认知上存在显著差异。与之相关,在对于教学方式的认知上,医生认为"最有效的医学人文教学方式"是"医学实践"(76.5%),而学生认为最有效的方式是"自我修养"(73.0%)。但两个群体都认为当前医学人文教学存在的最主要问题是"教学理念落后、学生不重视、教学内容滞后、教学方法单一"[③]。

前面已经分析指出,临床医生具有双重身份,医学生则是完全意义上的教育接受者。二者对于医学人文教育的认知存在差异,表明不同行动者将形成不同的认知。更进一步思考,既然两个群体在什么是最有效的教学方法上存在认知差异,就很有可能采取完全不同的行动——医生可能更重视在临床医学实践中培养和传递人文关怀,而学生则会更注重通过自我修养提高人文素养,而相应地忽视课堂教学。另一项关于医学生和临床医生的对比研究也显示,绝大部分的医学生(78.22%)和医生(79.02%)都意识到医学人文教育的重要性,认为这一教育应

[①] 陈化,田冬霞,林楠. 从医学人文教师的视角审视医学人文教学———种实证研究 [J]. 卫生软科学,2013,27 (10):622-625.

[②] 邹明明,刘虹. 综合性大学医学院(部)人文医学教育教学组织状况调查报告 [J]. 医学与哲学,2015,35 (7A):19-23.

[③] 陈化,聂业. 从临床医生与医学生的认知对比的视角谈医学人文教学改革——基于实证研究的方法 [J]. 西北医学教育,2013,21 (2):258-268.

该是"终身性"的，但对于课程设置、教学模式和教育效果都不甚满意[①]。还有一项面向江苏省某医科大学 680 名本科生的调查研究显示，医学生对人文教育的认知不深刻，对人文教育教学满意度一般，认为校园人文氛围不够浓厚、医学人文教育的实效性不佳[②]。

对教师和学生两类群体的认知和态度所开展的实证研究表明，无论是教师、临床医生还是学生，普遍对医学人文教育的重要性具有高认知度。但与此同时，对医学人文教育的实际效果却表现出较低的评估结果。这种高认知度和低满意度并存的现象，表现出医学人文教育作为一种教育理念和价值观念，已经得到了广泛认同；但作为一种教育实践，其实际效果却不尽如人意。遗憾的是，现有研究所使用的数据分析技术较为简单，分析过程和结论较为浅显，缺乏对行动者认知和行为逻辑的深入分析，反而掩盖了真实问题的复杂性和深刻性。事实上，早在默顿关于医学教育社会学的研究中，就提出可以采用同组分析技术，即"一种目的在于对一组人的态度、价值和行为的变化进行纵向研究的方法"来比较同一群医学生在不同时期的观点取向，或者分析不同类型的学生对同一问题最有可能形成什么认知和价值取向，或者分析多人不同的态度随时间变化的相互关系[③]。通过定期开展标准化问卷所得来的系统性资料，利用同组分析技术能够比较好地反映同一批人随时间变化的情况。但是，目前关于医学人文教育的定量研究还较少运用这些方法。

（二）师生互动对于教学效果的影响

医学人文教育强调科学精神与人文精神的融合，主张培养兼具科学精神、专业技能和人文情怀的医学人才，调和医学教育的过度专业化，进而系统性地调整医学与社会的关系，以此回应来自社会的强烈期待。值得关注的是，医学人文教育的实际效果难以令人满意。在医学院校，医学人文教育效果在不同学生群体间呈现出较大差异；在社会领域，公众对于医学和医疗服务的不满并未随着医学人文教育的发展而得到明显改善。医学人文教育的预期目标和实际效果之间为什么会出现偏差？什么因素对医学人文教育效果产生了重要影响？对于这些问题的回应，首先需要回顾师生互动对于教学效果的影响研究。

美国社会学家乔纳森·特纳（Jonathan H. Turner）指出，"在某种意义上，社会结构最终是由个人的行为和互动所构成和保持的"[④]。本书正是因为关注到行动

[①] 吕清波，刘翔，邵奇鑫，等. 医学院校医学人文教育现状调查与对策分析 [J]. 中国医学伦理学，2015，28（6）：986-989.

[②] 唐娟，韩爱侠，葛星. 基于学生评价的医学人文教育现状调查与分析 [J]. 浙江医学教育，2018，17（2）：1-7.

[③] 默顿. 社会研究与社会政策 [M]. 林聚任，译. 北京：生活·读书·新知三联书店，2001：189.

[④] 特纳. 社会学理论的结构：第 6 版：下 [M]. 邱泽奇，译. 北京：华夏出版社，2001：2.

者在特定情景下的互动状态与关系联结所具有的基础性意义，才萌发了通过考察师生互动来研究医学人文教育的有效性问题的思路。师生互动是社会互动的特殊表现形式，对行动者主体身份和互动场景做出了限制性规定。因此，在对师生互动的相关研究做出回顾前，有必要简要回顾关于互动的一般性研究成果。

长期以来，行动者之间的互动一直是社会学研究中最重要也最传统的核心议题之一。在社会学早期的代表人物中，格奥尔格·齐美尔（Georg Simmel）是最早研究社会互动的先驱者之一，"齐美尔也许是第一个认真地研究社会互动，或如他所谓'社会交际'的欧洲社会学家，他把互动研究在原来想当然的基础上向前推进了一步……在齐美尔看来，功能理论和一些冲突理论所研究的宏观结构和宏观过程……最终只不过是人们之间具体互动的反映。社会互动的结构导致了社会现象的出现，而对社会现象的大量见解，可以通过理解其得以产生和延续的基本互动过程来达到"[①]。齐美尔非常重视人与人之间的互动，他在形式社会学理论体系中将社会学的任务规定为描写"人们共同生活的形式"和发现"个人在其所属群体中的行为规则以及群体间的互动规则"，认为"人们共同生活的形式也就是他们通过行动相互作用的形式"[②]；其一直坚持的"微观"研究取向的关注点也是"个人之间如何互动"[③]。齐美尔还对互动过程中的群体成员数量进行了非常有趣的、同时也是具有开创性意义的研究，提出"社会的个人的纯粹数目对社会交往的形式具有重要的意义"，并特意区分了"二人组合"与"三人组合"两种不同情形：前者是社会学研究中最简单的形式结构，"二人群体中，成员之间的关系是十分密切的，但同时也是不稳定的"；后者则因为"第三者"的加入，而"形成一种超越单一个人的客观的统一体"，使得群体性质因为量的变化而发生质的改变[④]。在齐美尔看来，社会由个体互动形成，最简单的互动形式是"三人互动"。在三人群体中，每个单一要素都成为其他两个要素的中间体，这构成了最基本的社会网络结构[⑤]。齐美尔认为，个人和群体具有"双重性"。一方面，个体进入到群体后，就会受到群体的约束，也就是建立起所谓的社会网络关系。因此研究个体不能从单个孤立的人出发，而必须从他所处的社会网络角度入手。另一方面，个体进入群体的时候，不是一张白纸，而是带进了他身上的其他社会网络关系。也就是说，个体不仅仅是网络中的简单"节点"，而是带有各种群体印记和丰富个人特质的复杂"节点"，这些节点通过互动建构起具体的社会关系，并最终塑造了社会群体[⑥]。

[①] 特纳. 社会学理论的结构：第6版：下 [M]. 邱泽奇，译. 北京：华夏出版社，2001：11.
[②] 杨善华，谢立中. 西方社会学理论：上卷 [M]. 北京：北京大学出版社，2005：224.
[③] 巴比. 社会研究方法 [M]. 邱泽奇，译. 北京：华夏出版社，2005：37.
[④] 谢立中. 西方社会学名著提要 [M]. 南昌：江西人民出版社，2007：53-54.
[⑤] 邱泽奇，范志英，张樹沁. 回到连通性——社会网络研究的历史转向 [J]. 社会发展研究，2015（3）：1-31.
[⑥] 周雪光. 组织社会学十讲 [M]. 北京：社会科学文献出版社，2003：114-116.

现在看来，齐美尔关于社会互动的研究，特别是关注到人数变化对于社会互动结构和性质的影响，隐含了自然科学中"三元闭包"（triadic closure）原理的朴素思想，成为了社会网络分析的思想渊源[①]。

埃米尔·迪尔凯姆（Émile Durkheim）和马克斯·韦伯（Max Weber）也对互动研究做出了基础性贡献。迪尔凯姆在其代表作《劳动分工论》一书中提出，社会分工推动社会结构从"机械团结"向"有机团结"转变，而后一种状态则充分体现为人与人之间的高度依赖、互动和关系联结[②]。在其另一本代表作《宗教生活的基本形式》中，迪尔凯姆进一步指出"团结得以形成和延续的基本行为机制在于仪式的设定"，其关于仪式的分析对后来的互动理论产生了深远影响[③]。韦伯对"社会行动"做出了经典定义，认为所谓的"社会行动"必须具备如下条件："①行动者赋予其行动以主观意义，即行动者有行动的动机；②行动者主观意识到自己的行动与他人的联系"[④]。韦伯强调，并非所有行动都是社会行动，只有"当主观态度针对的是他人的表现时"，这种行动才能被称为社会行动[⑤]。换言之，社会行动一定是在考虑到他人存在的前提下所采取的有主观意义的行动，也是与他人发生关系的行动，也就是一般意义上的互动。韦伯提出，社会学的重要任务，甚至根本任务就在于理解行动者的主观行动，这种理解既表现为"对既有的行动的主观意义作直接观察的理解"，又包括对于行动者实际行动过程的解释性理解[⑥]。在方法论上，韦伯则主张"价值中立"的立场，通过"移情"方式实现对于社会行动及其主观动机的"投入式理解"。韦伯关于社会行动的洞见，为后来的互动理论奠定了重要的思想基础。

在齐美尔、迪尔凯姆、韦伯所提出的原创性思想的影响下，社会学的互动理论经由米德、布鲁默、库恩等人的持续努力，逐渐得以发展和成型，最终成为了社会学研究中非常重要的理论传统。其中，米德和布鲁默所创立的符号互动理论，将作为本书的理论基础之一，在后文作详细展开，此处不再赘述。关于互动研究的另一条脉络是社会网络分析，这一类研究取向的焦点在于考察行动者的互动以及经由互动而形成的关系联结。在这方面，怀特、格兰诺维特、拉扎斯菲尔德、伯特等众多社会学家取得了一系列具有开创性和阶段性意义的研究成果。例如，格兰诺维特提出了"嵌入"（embeddedness，又称为"内嵌性"）概念，强调了社会网络结构对于人们行为的制约作用，认为嵌入式的关系网络不仅影响了个人的

[①] 邱泽奇，范志英，张樹沁. 回到连通性——社会网络研究的历史转向 [J]. 社会发展研究，2015（3）：1-31.
[②] 谢立中. 西方社会学名著提要 [M]. 南昌：江西人民出版社，2007：15-16.
[③] 特纳. 社会学理论的结构：第6版：下 [M]. 邱泽奇，译. 北京：华夏出版社，2001：12.
[④] 杨善华，谢立中. 西方社会学理论：上卷 [M]. 北京：北京大学出版社，2005：180.
[⑤] 韦伯. 经济与社会：第一卷 [M]. 阎克文，译. 上海：上海人民出版社，2009：111-112.
[⑥] 谢立中. 西方社会学名著提要 [M]. 南昌：江西人民出版社，2007：27.

具体行动，还对价值规范做出了规定，进而影响了个体的心智观念。格兰诺维特进一步区分了"关系性嵌入"和"结构性嵌入"，前者"指的是一个人与特定他人的关系本质"，这种嵌入对于个人行动有着强大而直接的效果；后者"指的是一个人嵌入的网络的整体结构对个人所施加的影响"，这种嵌入对于行动的影响"更加精微而不直接"[①]。

在对互动理论做出简要回顾之后，联系到本书所关注的医学人文教育领域，师生互动的重要性就自然呈现出来了。师生互动是医学人文教育教学的重要环节，也是保障教育质量、形成教育影响的基本途径。默顿指出，医学教育对于医学生最重要的意义在于实现医学生的"社会化"，也即是帮助医学生通过对社会角色和职业规范的学习，"形成一种职业性的自我"，以符合社会对于医学职业者的角色期待。默顿特意强调，这种"社会化"的过程"主要通过与那些重要的相关任务的互动而形成——在医学院中，这类互动主要是与教员间的互动"[②]。

布拉德利·考克斯（Bradley Cox）在师生互动理论中区分了脱离性互动、偶然性互动、功能性互动和人际性互动四种类型。其中，脱离性互动是指师生之间很难方便地开展互动或是没有互动；偶然性互动是指师生在某种场合偶然相遇而出现的无意识的、浅层次的互动；功能性互动是指师生在特定教育情景下开展的正式而密切的互动；人际性互动则标志着师生关系发生了转变，出现了情感和心理层面的互动。在美国威廉姆斯学院（Williams College）的教育实践中，通过为师生之间提供充足的偶然性互动、多元的功能性互动和广泛的人际性互动，有效保障了整个教育过程的顺利实施，取得了很好的教育效果柜[③]。还有学者从符号互动理论出发，认为师生互动属于表意性的符号互动过程，主张更多关注学生内部的群体差异性，理解不同群体的符号解释和互动特点，并据此采取不同的教学策略[④]。

在关于师生互动的实证研究中，美国明尼苏达大学的学者内德·弗兰德（Ned Flanders）在20世纪60年代提出了一套结构化的分析技术——弗兰德互动分析系统（Flanders interaction analysis system，FIAS），专门用于记录和分析教学活动中的师生语言互动过程及影响[⑤⑥]。有研究者使用 FIAS 进行了实证研究，认为教师在课堂上的提问频次与课堂互动效果直接相关，主张"教师通过接纳学生情感、

[①] 格兰诺维特. 社会与经济：信任、权力与制度 [M]. 王水雄，罗家德，译. 北京：中信出版集团，2019：24-28.
[②] 默顿. 社会研究与社会政策 [M]. 林聚任，译. 北京：生活·读书·新知三联书店，2001：216.
[③] 夏国萍. 美国威廉姆斯学院师生互动的基本特点与保障机制 [J]. 比较教育研究，2019（2）：84-90.
[④] 张玉婷. 师生互动：基于符号互动论的分析及改进 [J]. 江苏教育研究，2009（3A）：48-51.
[⑤] 宁虹，武金红. 建立数量结构与意义理解的联系——弗兰德互动分析技术的改进运用 [J]. 教育研究，2003（5）：23-27.
[⑥] 时丽莉. "弗兰德互动分析系统"在课堂教学中的应用 [J]. 首都师范大学学报（社会科学版），2004（增刊）：163-165.

称赞或鼓励、接受或使用学生观点等互动行为调动学生的积极性"[1]。一项新近的研究则使用了改进后的 Flint 系统（foreign language interaction system），考察了语言教学中的师生互动情况，认为可通过缩小班级规模、调整课堂空间布局等方式来强化师生互动[2]。

在这一领域的实证研究中，美国开展了"全国大学生学习性投入调查"（national survey of students engagement, NSSE），通过测评学生的"学习性投入"来判断本科教育质量，其中一项评价指标就是"生师互动水平"。清华大学教育研究院于 2007 年引入 NSSE 并进行汉化处理，于 2009 年开始每年在全国范围内开展调查。国内学者根据清华大学教育研究院 NSSE-China 2011 的调查数据，对国内"985"高校的生师互动水平进行了分析，认为生师互动水平与学生发展具有正相关关系，互动水平越高，学生的学习效果（个人发展）越好[3]。

第四节　理论取向与实践价值

从历史视角看，人类社会的发展史从某种意义上讲就是人类对疾病的抗争史。从史前文明开始，人类为了提高生存概率和增进团体福利，一直在不断探寻抵御各种疾病侵扰的方法。在这个过程中，伴随着医学"去魅化"，科技的力量逐渐彰显，人们逐渐将对医学的态度等同于对技术的"迷信"，医学从业者也开始奉行技术中心主义。毫无疑问，科技是推动医学进步的基础性、关键性和决定性因素，也是医学能够获得公众信任的最根本原因。但随着时代的发展，人们已经越来越不满足于接受纯技术的医疗。换言之，医学从一开始就不仅仅是一个单纯的技术问题。病症的背后是社会结构、形态与关系，诊疗手段也往往与政治、经济、文化等诸多因素密切相关。比如，对于流行病的防范、控制与治疗，需要在最短时间内完成溯源，找到疫症最初暴发点和暴发原因、传播途径，还要在公众的配合下，切断传播链条，实现有效控制。这一整套流程，既高度依赖于技术，又不完全取决于技术。面对同样一种流行病，不同社会形态、不同文化背景、不同经济发展水平，完全可能出现截然相反的防治效果。这也从一个侧面说明，医学一定是社会性学科，也一定无法摆脱人文因素而独立存在。因此，本书对于医学人文教育的研究，就具有了重要的理论意义和实践价值。

---

[1] 解冰，高瑛，郭婷嘉. 基于 FIAS 系统的高中英语课堂师生互动行为研究 [J]. 基础外语教学，2017，19（2）：3-12.

[2] 黄剑琪. 基于 Flint 的师生互动实证研究——以北京语言大学汉语示范课为例 [J]. 文教资料，2019（2）：33-36.

[3] 蒋华林，张玮玮. 生师互动：提高本科教育质量的有效途径 [J]. 清华大学教育评论，2012（5）：21-26.

一、学理价值

在学理层面，本书有助于进一步深化关于医学人文教育的研究。从全球视野来看，自 20 世纪 80 年代以来，关于医学人文的研究进入"第三次浪潮"。在中国，医学人文研究呈现出从多学科迈向跨学科的发展态势①。特别是近年来，叙事医学的兴起带来了医学教育实践的再次变革，关于医学人文教育的研究逐渐成为医学研究的热点领域。但整体而言，这些研究主要集中于医学人文的概念和理念辨析、医学人文教育的发展历史及趋势展望、学科设置与教学方法等方面，大多属于描述性研究和经验性介绍，缺少对于医学实践中行动者独特意义和作用的关照。关于医学人文教育效果的讨论，通常只是从政策文本出发，强调要通过政策设计来保障实现教育目标，较少见到从师生互动和关系联结的角度做出分析。部分针对行动者的实证研究则仅仅是对调查问卷获得的数据做出初步的描述性统计，缺乏深入分析，很难反映出行动者的"活思想"与"真想法"。据此，本书将从以下三个方面深化关于医学人文教育的理论研究。

第一，梳理医学人文教育的发展历史与独特内涵。一是从考察医学史上"科学主义"和"人文主义"的关系切入，厘清了医学从重视人文到疏离人文再到回归人文的变化轨迹，阐释了医学人文教育兴起与发展的学科背景；二是从厘清医学与社会的关系角度切入，分析了医学人文教育在重构医学与社会关系方面所具有的独特价值，阐释了医学人文教育兴起与发展的社会背景。上述两个方面综合起来，有助于深化对于医学人文教育内涵的解读和理解。

第二，归纳医学人文教育的特征。将医学人文教育的兴起与发展视为技术革新、社会变迁和教育改革共同作用的结果，提出了医学人文教育所具有的坚持人文关切、重构社会关系、融汇多种学科、注重隐性功能、强调师生互动五个特征，阐释了医学人文教育与师生互动及关系联结之间的逻辑关联。

第三，突破现有研究"见事不见人"的局限。与现有研究大多关注宏大叙事不同，本书聚焦于教师和学生这两类医学人文教育中的关键行动者，在微观现象与宏观结构之间搭建了理解和解释的"桥梁"，通过分析师生互动来理解和解释医学人文教育面临的有效性困境，并提出了具体的政策建议，为丰富医学人文教育研究提供了具有参考价值的路径方法。

二、实践意义

基于对社会现实的观察显示，民众对于医学的人性化需求以及对可获得的医疗

---

① 张大庆. 医学人文学的三次浪潮 [J]. 医学与哲学，2015（7A）：31-35.

服务的批评和不满持续存在，并没有如我们所预期的那样，随着医学人文教育的发展而减少，这表明医学人文教育的预期目标（即培养具有人文关怀的医者、调和医学与社会的紧张关系）与实际效果（公众对于医学的质疑和批评持续存在）之间出现了偏差。这种"目标—效果"偏差提醒我们，有效性不足或已成为制约医学人文教育持续发展的现实困境。但是，无论是理论研究还是实践探索，或者对此问题未予以充分重视，较少见到关于医学人文教育效果的专门研究成果；或者意识到了医学人文教育的实际效果不佳，但主要是从教育政策、学科建设、课程设置等角度给出建议，较少见到对于教师和学生群体的观察，更遑论从师生互动和关系联结的角度提出对策。据此，本书具有以下三个方面的实践意义。

第一，提出医学生处于关键的"节点"位置，改善医学人文教育效果首先要从改变医学生的认知结构入手。从身份特征看，医学生群体在校期间是医学人文教育的接受者，离开校园进入医疗行业后，其身份将转变为医学人文的实践者、传承者和施教者。无论在哪一种关系网络中，医学生都处于关键的"节点"位置，医学人文教育的效果将直接通过医学生群体的行动而得以彰显。在校期间，部分医学生受其固有认知结构的影响，未能发自内心地认可并接受医学人文教育，导致来自教师端的信息接收和反馈不畅，进而影响了教育效果。当医学生结束学业转为临床医生后，又因为面临严格的现实约束条件，难以在医疗过程中实现对患者的人文关怀。因此，如果试图为医学人文教育找寻到一条突破有效性困境的可行路径，很有必要将工作重心放在医学生群体上面，形成新的解决思路。

第二，提出强化师生互动、改善师生关系联结是提升医学人文教育效果的重要路径。本书分析指出，师生之间未能实现充分有效的互动，未能经由强互动而建立起持续稳定的强关系联结，是导致医学人文教育效果欠佳的重要原因。因此有理由相信，在教育者和被教育者之间实现强互动和强连通，能够改善并持续强化教学效果，这是解决医学人文教育有效性问题的关键。

第三，从当下、近期和远期三个层面，提出了改进医学人文教育的行动策略。除了强调关注医学生群体、改善师生互动和关系联结等具体建议外，本书还在专门章节针对加强和改进医学人文教育提出了政策建议，建议内容涵盖了教学设计、制度建构、社会支持等诸多方面，为改善教育效果提出了可供参考的行动策略。

三、理论取向

现有关于医学人文和医学人文教育的相关研究，大多集中于对概念、理念、历史、制度、文本等层面的抽象讨论，较少关注具体的行动者。部分关于师生认知和态度的实证研究尽管关注到了具体的行动者，但所使用的数据分析技术较为简单，大多止步于描述性统计的层面，缺少对行动者认知、态度和行为逻辑的深入分析。叙事医学尽管展现出值得期待的发展前景，但这一领域的学术研究和教育教学实践均处于探索阶段，还没有形成普遍的学术共识。关于社会互动特别是师生互动的相关研究，已经形成了成熟的理论传统和多维度的研究视角，特别是关于社会互动、社会关系、网络结构、行动逻辑等现实问题的讨论，对本书具有重要的启发意义和参考价值。

第一，有必要从历史和现实两个维度把握医学人文教育的内涵。关于医学人文和医学人文教育的相关研究，大多源自对于医学发展史的回溯，以及基于社会现实而对医学发展现状提出的批判与反思。这些研究形成了如下共识：医学必须回归人文主义传统，这将有助于解决现代医学在"唯技术论"驱使下所产生的现实问题；作为一套持续更新的价值规范和观念，医学人文推动医学教育做出调整，大幅度增加人文元素，重新建构医学专业教育和医学人文教育的关系。这些研究成果充分讨论了医学和医学人文以及医学教育和医学人文教育的本质、目标、意义、规范、关系和变迁过程，对于本书的启发在于：很有必要从历史和社会两个维度来考察和把握医学人文教育，特别是在分析相关行动者的认知、态度以及互动状态时，更要考虑行动者对于医学人文教育历史传统和现实关照的理解与认知，这是理解和解释行动逻辑以及主观意义的基础。

第二，有必要从行动者的角度做出理解和解释。关于医学人文教育的现有研究，或是集中于概念和理念的讨论，或是关注医学中人文主义与科学主义的关系辨析，或是聚焦于课程设置、教学方法、教育政策等内容的描述性研究，均缺少对于医学人文教育实践中具体行动者的关照。在本书看来，教育策略和目标的实现，与教育活动中的行动者息息相关，"见事不见人"的研究难以回应医学人文教育的现实困境。这就启发本书要从行动者而非政策文本的视角出发，进行观察并做出讨论。受到韦伯和符号互动理论的启发，本书高度关注医学人文教育情景下的师生互动特别是医学生的行为逻辑和主观动机，并将采取"双重理解"的具体策略：既要理解行动者如何理解和阐释医学人文教育，又要理解行动者赋予其自身行动的主观动机。需要强调的是，这里所使用的"理解"概念，是韦伯意义上的"理解"。在韦伯那里，"理解"可以分为两种：一种是对于某个既定行为本身的主观意义进行直接的观察理解；另一种是"说明性的理解"，即将"该行为置于一种明白易懂和比较综合的意义背景中对动机进行的理性理解"。但韦伯强调，无论是哪一种理解，都应该是"解释性地把握"行动的意义[①]。从这个意义上讲，认知、态度和行动不是割裂的，而是相互衔接、互为促进的动态演进过程，每一次的行动都会形成新的认知和理解，并成为下一轮行动的逻辑起点。这种"循环累

[①] 韦伯. 经济与社会：第一卷 [M]. 阎克文，译. 上海：上海人民出版社，2009：96-97.

积"效应塑造了行动者的持续行为，也对医学人文教育形成了持续影响[①]。

第三，有必要"嵌入"医学人文教育情景来考察师生互动。现有文献关于医学人文教育的兴起、发展、策略及新动向的讨论，都显示出医学人文教育作为对社会现实的回应和对传统医学教育模式的反思，已经成为当代医学教育的重要"范式"，成为外生于行动者的制度环境，这个结论构成了讨论医学人文教育有效性问题的基础。受到社会网络研究特别是格兰诺维特的启发，本书认为，在医学人文教育成为制度安排和政策实践的情形下，行动者"嵌入"这一制度环境，在与政策实践的互动过程中，做出情景定义，形成认知和行动，并据此采取相应的行动。因此，在对行动者进行观察时，要有意识地从"嵌入"和互动的视角看问题，以尽可能得到客观深入的理解和阐释。特别是在中国，医学人文教育的政治属性和应用属性都比较强。把握这一点，将有助于在研究中投入理解相关行动者赋予行动的主观意义。

第四，有必要高度关注叙事医学的新发展。近二十年来，叙事医学作为医学人文教育的新模式，展现出强劲的生命力。叙事医学有望较好地解决医学人文教育理念与实践"脱节"的问题，为增强医学人文教育的"有效性"提供了新的思考角度和操作工具，为唤醒并强化医学生对于医学人文教育的认同提供了新的可能。考虑到本书关注医学生对于医学人文教育的认知、态度和行动，如何通过有效方式强化认知、唤醒态度并激发行动，将是医学人文教育所必须考虑的重要问题。无论是考察行动者自身的认知状况，还是为医学人文教育的未来发展提出政策建议，都需要关注具体的教育策略，特别是关注教育策略的最新发展，这将直接关系到教育本身能否得到学生的认可，以及能否通过足够有效的教育效果而给教师带来信心。更进一步讲，如果要对医学人文教育的未来发展提出政策建议，同样需要关注叙事医学这一新动向，找寻二者之间的结合点。鉴于此，我在参与观察中引入了叙事医学的教学元素，有意识地培养学生对于细节的关注和理解，并以此为契机，观察学生在课堂上的表现，实现了对于访谈资料的印证和补充。

第五，有必要对师生互动予以特别关注。本书最关心的问题是医学人文教育的实际效果为什么不佳、影响教育效果的原因究竟是什么。从现有研究来看，对于这个问题的回应，大多集中在政策文本和教育制度分析层面，较少见到从行动者层面做出的分析。但在本书看来，医学人文教育是客观存在的教学活动，这里面充满了教师与医学生的互动。而恰恰是这种互动，呈现出因人因时因情境而异的

[①] 经济学家缪尔达尔在分析区域经济发展时提出了"循环累积因果原理"（circular and cumulative causation），用以解释区域经济发展不平衡及其消除的原因。他认为，在一个动态的社会过程中，社会经济各因素之间存在着循环累积的因果关系。某一社会经济因素的变化，会引起另一社会经济因素的变化，后一种变化反过来又会强化前一种变化，从而形成累积性的循环发展趋势。本书在此处借用缪尔达尔的观点，认为行动者所采取的每一轮行动，都是下一轮行动的基础和起点，形成了对于医学人文教育效果的循环累积影响。

特征，也带来了完全不同的师生关系联结。受到互动理论的启发，就会很自然地引发思考：医学生内部是否存在分化，从而使得不同类型的医学生和教师之间的互动呈现出完全迥异的状态？在差异化的师生互动状态下，医学人文教育是怎样开展的？取得了怎样的效果？如果效果存在差异，是否意味着这种差异是因为师生互动而造成的？在本书的主体部分，将针对教师和医学生之间的互动缺失、弱互动和强互动三种状态逐一进行分析，揭示出在不同的师生互动状态下，医学人文教育的开展情况和实际效果是完全不同的。这样，师生互动状态就和医学人文教育的有效性问题产生了紧密而直接的逻辑关联。

第二章 研究设计与分析框架

本书所关注的焦点问题是在综合性大学所开展的医学人文教育这一特定情境下，身处其中的两类核心行动者"教师"和"学生"之间发展出来的互动行为，以及通过不同类型的互动所建构起来的关系网络，希望能够借此讨论师生互动对于医学人文教育效果的作用和影响。对于这些特定类型的互动和人际关系的讨论，最终要回答的问题是医学人文教育的实际效果究竟受到了怎样的影响？换言之，为什么我们能够观察到医学人文教育的实际效果和预期目标之间存在差距？这种差距能否用医学人文教育活动中的师生互动状态来解释？上述问题，构成了本书的问题域，也框定了本书的研究领域、对象和目标。开展上述研究首先涉及四个既相互关联又相互区别，并且彼此之间形成密切关联的核心概念：医学人文、医学人文教育、行动者、互动。有鉴于此，在全书展开讨论之前，有必要在本章对上述四个核心概念做出界定和讨论。在此基础上，本章进一步梳理了对本书具有重要启发意义的三个理论视角，提出使用质性研究的方法来讨论师生互动、关系联结、作用机制以及对医学人文教育效果的影响等问题，并对全书的分析思路、研究框架和章节安排进行了阐释。

第一节 概念界定

一、医学人文

在前面的文献综述部分，已经比较详细地交代了不同研究取向和学术流派从各自角度出发，对于医学人文所作的概念界定。尽管已经形成了较为充分的讨论，但公允而言，医学人文依然是一个内涵和外延都尚不足够明确的笼统概念。总的来看，国内外学者通常将医学人文视为医学职业所应当遵循的价值规范和行为准则，主张在医疗过程中充分关注和尊重病患的主观感受，充分考虑心理和社会因素对于疾病的影响。据此，本书将现有关于医学人文的各种概念界定综合起来，认为这一概念从整体上呈现出价值观和方法论两个核心特征。

作为价值观，医学人文对于医学职业所应当具有的伦理要求、价值规范和行为准则做出了规定，规定了现代医学的应然状态，亦即"如何看待医学"。作为方法论，医学人文强调了医学职业在实践层面应当具备的基础性特征和方法路径，亦即"如何实践医学"。

在"如何看待医学"这个层面，医学人文价值观主张将医学理解为科学的、技术性的和人文的、社会性的复合体。事实上，如果我们回溯医学发展历史也就不难发现，东西方医学在诞生之初，就非常重视在医疗诊治过程中疗愈患者内心，以帮助病患求得心灵慰藉。所谓"大医精诚"，也就是从价值观层面对理想状态中的医生角色提出期待。特别是处在当前这种技术迭代一刻不停的时代，医学科技越发展，越需要来自人文的"慢"思考、"静"思考和"有温度"的思考，也就越需要关注社会系统的调整和更新，在更为宏大广阔的背景下形成对于医学的现代性认知。

在"如何实践医学"这个层面，医学人文方法论要求在高度专业化、技术化的医疗诊治过程中使用人文技术、体现人文关怀，在崇尚技术的同时尊重人性，在解释病症的时候关注人心，将医学的科学严谨与人文的温暖关爱结合起来，将单纯的治疗病症延展为调整与重构病患的社会支持体系。比如叙事医学所关注的"共情"与"理解"，就倡导医者能够投入地理解和诠释患者身后的人生经历和社会背景，不仅在技术层面缓解或者解决病痛折磨，更要在重构患者的社会支持网络上花费更多心思。这当然是一种理想化的状态，某些时候也可能因为"共情"而带来"麻烦"。但医学人文方法无疑是现代医学发展的方向，也终将获得患者与社会的支持和理解。从这个意义上理解，医学人文已经不仅仅是简单地向传统医学理念回归，而是赋予了医学发展以新的内涵——将人文与技术共同作用于患者——而不是简单地将人文作为技术的补充与替代。

综上所述，本书认为对于医学人文概念的理解和把握，根本上取决于如何看待、理解和发展现代医学。医学的突出特征在于科学性和技术性，但如果过于强调医学的科学特质而疏离其人文特性，在推崇医学技术与关注人类价值之间形成鸿沟，就有可能引发严重的价值困境和社会冲突。因此，本书将医学人文界定为一套不断更新的价值取向和行为规范——作为价值取向，医学人文对医学的本质、目标和意义做出了"质的规定性"，明确了医学所必须具有的人文主义价值取向；作为行为规范，医学人文要求医务人员具备同情心和共情能力，在医疗过程中注重与患者的有效沟通，体察患者的心理状态，从患者的身体、心理和社会背景出发进行综合性诊治。总之，医学人文既是一套具有完整体系的医学价值观念，也是医学实践应该遵循的行动指南。

二、医学人文教育

与医学人文的概念类似，尽管医学人文教育的兴起和发展已有时日，但关于这一教育模式的确切定义，目前也尚未形成普遍共识。一般而言，医学人文教育具有广义和狭义之分。广义的医学人文教育既是一类具体的教学活动（包括课堂教学和课下的人文类教育活动），也是医学教育体系中的制度化安排，其含义包括如下两个方面：第一，医学人文教育在医学人文价值观的指引下，综合运用人文学科和社会科学的知识与方法，通过开设各种类型的人文教学和社会实践课程，以及在校园内外开展医学人文活动，促进医学专业教育与人文教育相结合，推动医学人文价值规范全面进入医学教育体系，帮助医学生更好地实现"社会化"，具有明显的多学科和跨学科的特征；第二，医学人文教育是医学教育体系中的制度化安排，按照目前国内外医学院校的通行做法和制度规定，所有医学生在校期间都必须修满规定数量的人文课程，才能完成学业并获得学位。

狭义的医学人文教育通常特指面向医学生开设的、以正式课程为载体的人文教育。这一类教育活动通常发生在正式课堂，以教师面对面授课为主要形式，当然也包括网络课程等其他授课形式。同时，在校园文化活动等课外情境中开展的人文教育活动，则介于广义的医学人文教育和狭义的医学人文教育之间，但也可将其视为一种特殊的人文教育活动。

时至今日，国内外相当数量的综合性大学医学部或者医学专业高等院校，通常都会设置专门的医学人文学院负责对全体医学生开展人文教育，其课程设置涵盖了思想政治、英语教育、体育、医学伦理、医学史、美育和艺术教育等多种类型，所开设课程包括了必修课程和选修课程，并且规定了明确的学分要求。因此，本书认为医学人文教育既是一种多学科和跨学科的教育模式，是医学人文价值规范在医学教育实践中的投射、运用和体现；又是一种规范化的制度安排，是整个现代医学教育运转体系中的重要环节和不可或缺的组成部分。从这个意义上讲，本书所使用的医学人文教育概念是广义的。

三、行动者

"行动者"是社会科学研究中经常使用的概念和分析工具，在社会学、经济学、心理学等诸多学科领域中都使用了"行动者"概念或者类似概念。比如，在社会学研究领域，学者们通常将行动者置于特定的社会结构或者关系网络之中，认为行动者并非孤立存在，其在采取行动时，会受到外部环境和他人行动的影响，是"社会网络关系中的一点"[①]。受到这种研究思路的影响，社会学在讨论行动者时，非常关注行动者所处的社会关系网络，并从行动者的主观动机、所处情境、关系网络、他人影响等角度出发，对行动者所采取的行动做出理解和解释。但古典经济学研究所讨论的行动者，更多倾向于将行动者视为"原子化"的个体，认为其最大特点是按照理性计算和效用最大化规则行事。当然，随着社会科学研究的交融，更多的经济学家也开始关注其他人的行动和策略对于行动者的影响。"他人在场"不仅是社会学研究的专属视角，而且被越来越多的经济学家所接受和重视。比如，加里·贝克尔就提出了扩展的效用函数概念，更新了传统经济学中的个人效用函数，将他人状态、社会网络作为影响个人效用的自变量引入效用函数，并以此研究生育、教育、学习、家庭规模等诸多社会学研究的传统议题。由此可见，无论是社会学还是经济学，对于行动者的认知都在发生变化，一个趋同的认知是不再将行动者视为荒岛上的"鲁滨逊"，而是将行动者视为广泛联系的有机体，每个人的行动策略都取决于相关的其他人的行动。

本书接受上述论断，认为行动者是嵌入具体的关系网络，根据自身对所处情景做出的情景定义，在受到他人影响的情况下，采取有意识的社会行动的个体。这个描述性的概念，综合了韦伯关于社会行动的概念，同时也吸纳了社会关系网络的研究观点，强调行动者嵌入关系网络，并对其所采取的社会行动赋予了主观意义，这将成为理解和解释具体行动的基础。据此，本书认为与医学人文教育密切相关的行动者大致可分三类：教育政策的制定者（比如医学人文学院或者医学院校的相关领导）、教育行动的实践者（比如活跃在教学科研第一线的医学人文专业教师）和教育活动的接受者（比如正在接受医学人文教育的在校学生）。其中，医学生的地位和作用最为关键。他们既是医学人文教育的接受者，又将在成为执业医师后转变为医学人文理念的实践者和传播者，医学人文教育的有效性将直接通过医学生未来的从医经历得以体现。本书进一步认为，教师和医学生在进入医学人文教育情景后，建构起特殊的社会关系网络，教师和医学生都是这种网络中的"节点"（nodes）。因此，本书所使用的行动者概念，是指在医学人文教育情景中产生互动并形成关系联结的教师和医学生，他们所采取的行动符合韦伯意义上的"社会行动"内涵，即：①行动者根据对自身所处情景的理解，赋予行动以明确的主观意义；②行动者意识到自己的行动将对同一情景中的他人产生影响，并由此建立起差异化的互动状态和关系联结。

[①] 特纳. 社会学理论的结构：第6版：下 [M]. 邱泽奇, 译. 北京：华夏出版社, 2001：299.

四、互动

互动是最为常见的社会现象，也是社会学研究中最常使用的概念和分析工具。就一般词意而言，互动是指人际的相互作用。在社会科学中，互动的确切含义需要伴随具体的理论模型而理解。比如，在贝克尔的社会互动模型中，互动被理解为个人效用和行为直接受他人状态的影响；而在博弈论中，互动则多指策略选择和收益受他人策略的影响。这些理解大多强调个体在互动中受到他人的影响，可以理解为关系性互动。在目前广泛使用的在线英语词典（dictionary.com）中，"互动"（interaction）主要有两种含义：一是相互之间的行为、作用或影响（reciprocal action，effect，or influence）；二是物理学（physics）层面的含义，如粒子之间的相互作用，以及这种相互作用性质和强度的数学表达。受到上述第一种含义的启发，本书所使用的互动概念，是指教师和医学生在进入特定的医学人文教育情景后，相互之间采取了韦伯式的社会行动，并经由这种行动而建立起不同的关系联结。受到符号互动理论的启示，本书所使用的互动概念包含如下内涵：①师生作为互动主体，共同进入教育情景，并对在此情景中发生的相互行动以及与此相关的外部事物赋予主观意义，这些行动发生在一个确定的教学活动周期中，具有过程性；②师生所赋予的主观意义源自于互动中建构起来的共同知识，为师生互动的发生与维持提供了条件；③师生会对互动所具有的意义做出自我阐释，获得明确的"自我概念"并呈现出差异化特征，由此带来了师生之间差异化的关系联结。本书认为，这些差异化的师生互动和关系联结，将对医学人文教育效果产生不同的影响。

第二节　理论视角

对于医学制度和医学教育功能、目标、价值、规范等基础性问题的理解，是开展医学人文教育研究的基础。在这方面，默顿关于医学社会学的研究提供了重要的理论指引。同时，之所以选取从师生互动的角度分析医学人文教育现象，在很大程度上受到了米德和布鲁默的符号互动理论以及格兰诺维特等人关于社会网络分析的启发。此外，本书在延展讨论医学人文教育的发展动向和实践路径时，特别是在讨论"医学人文教育何以可能"这个问题，也即是如何在医学人文教育活动中顺利发展出高质量、高强度的师生互动时，比较多地参考和借鉴了卡伦所开创的叙事医学研究。上述理论都将成为本书的研究基础，也是本书与之对话的对象。与此同时，在对具体问题和作用机制的分析中，综合使用了行为主义心理学、经济学和社会学关于人类行为分析的研究成果，此节不再赘述。

一、默顿的医学社会学研究

默顿在关于医学社会学的相关研究中将"利他主义"定义为"牺牲施助者（benefactor）的利益而有利于他人的行为"，认为医生、律师、教师等职业都是以利他主义为典型特征的专门职业。为了与上述利他主义概念相对应，默顿还提出了"制度化的利他主义"概念，认为这是一种"利他主义的特殊形式，它通过结构化机制，特别是奖赏与处罚的调节，以激励那种有助于他人的行为"，这种社会结构"有助于提高个人选择利他行动的比率，并远远超过了其他可能的行动"[①]。默顿进一步指出，现代医学不仅是单纯的个体层面的利他主义行为，而且已经发展成为社会层面的制度化利他主义。从这个意义上讲，医学已经超越了个体层面的医生——患者互动，扩展为整个社会层面的制度化安排。换言之，医学成为了社会结构。

默顿系统阐述了医学社会学理论，将医学定义为一种具有典型利他主义特征的"专门职业"，这种专门职业通常面临的问题是：既高度依赖于系统化知识和专门技能来提高服务能力，为他人提供超出期望的援助（helping），这是其必须遵循的职业规范；又因为技术化和专门化而具有自治性，因此经常会遭遇职业规范和援助对象的冲突，从而导致"自我失败"（self-defeating）。前文在论述研究背景时已经指出，默顿将这个问题理解为"托克维尔式的二律背反"，即"专业服务能力的提高可能会导致增加对以往提供的服务的怀疑"[②]。具体而言，医生作为一种高技术性和非人格化的专门职业，当他们在治疗疾病上只能发挥有限作用时，人们的期望与医生的表现是吻合的；而随着实际医疗水平的提高，人们对于医疗保健的期望远远超过医生的表现，反而更容易带来失望。默顿认为这印证了塔尔科特·帕森斯（Talcott Parsons）的预言——随着医疗保健越来越趋于官僚化，人们将转向寻求更加富有同情心的医疗照护形式[③]。

在默顿看来，医学与卫生保健制度已经成为与政治制度、经济制度、军事制度同样重要的社会核心制度，对所有人的个体幸福和整个社会运行都产生了极大影响。这一社会制度最重要的功能在于预防疾病和治愈痛苦，为保证经济和社会有效运作消除内在威胁。默顿重点考察了医学教育问题，认为对于医学这种"大型的、不断发展的制度复杂体"而言，处于中心地位的是"医学院和实习医院，这

---

① 默顿. 社会研究与社会政策 [M]. 林聚任，译. 北京：生活·读书·新知三联书店，2001：126.
② 默顿. 社会研究与社会政策 [M]. 林聚任，译. 北京：生活·读书·新知三联书店，2001：147.
③ 默顿. 社会研究与社会政策 [M]. 林聚任，译. 北京：生活·读书·新知三联书店，2001：125-149.

是医学所依赖的科学知识发展的中心，是实践医疗方式进步的中心，当然也是培养未来的医学的中心"。医学院既有自己独特的程序和目标，"具有一定程度的自治性"；又"不断受到变化的社会需求和期望的影响"，经常会与社会中特定群体的期望和要求不一致，从而引发矛盾和冲突。这就意味着医学教育必须不断发生变化，不仅要持续更新医学知识系统，更重要的是通过行之有效的医学教育，帮助医学生顺利实现"社会化"，获得社会身份和社会认同，更好地发挥制度化利他主义的功用，从而增强医学功能的社会适应性。

默顿回溯了关于医学教育的一系列研究，对于约翰·摩尔根（John Morgan）和亚伯拉罕·弗莱克斯纳（Abraham Flexner）所提出的关于医学和医学教育的颇具前瞻性的观点予以高度认可。摩尔根是美国历史上第一位医学理论和从业教授，他认为必须在医学教育中实行开放性的通才教育。摩尔根在1765年发表的《美国的医学院制度探讨》中指出，医学行业分工和医学知识专业化会促进医学发展，但也会带来一个极端结果，即"所培养出来的人只在其本专业是专家，而对其他专业知识知之甚少。它将使人们只具备有限的胜任力，却存在一定的偏颇"。因此，摩尔根提出"要克服这种极端的情况，应该是开放性的医学教育优于医学研究。跟文理科的通才教育一样，医学中也必须进行通才教育"。默顿认为，摩尔根实际上指明了"应设立全职的医学教师的要求"，这一观点隐含了一种社会学的假定："只有在给定的社会背景下，动机才能特征性地转变为相应的行动"。换言之，同样是出于救死扶伤的个体动机，在主张通才教育的医学教育制度下，这种动机更有可能转化为实际行动，"使医生能够更便于实现其专业目标"[①]。在本书看来，摩尔根和默顿的观点，与后文所要论述的杜威关于专业教育和通才教育的关系实现了理念上的共通，他们都主张专业教育和通才教育的结合。这也意味着至少在摩尔根的时代，医学人文教育就已经在某种意义上获得了学术认可。

弗莱克斯纳并非医学领域的专家或者知名医生，而是从事教育研究的著名学者。因此，弗莱克斯纳在因缘际会中也对医学教育进行了专门研究，并一再重申要高度重视医学和医学教育的社会规范，建立公开的、规范的、高标准的医学教育体系，以满足社会期待并获得社会认可。弗莱克斯纳在著名的《美国和加拿大的医学教育》报告中指出，"美国和加拿大的那些所谓提供医学教育的155个机构中，大部分都处于危机状态"，认为当时的医学教育严重背离了社会规范。弗莱克斯纳报告推动了医学教育的制度变革，导致"专门的或者部门性的医学院减少了，隶属于大学的医学院增加了"[②]。

[①] 默顿. 社会研究与社会政策 [M]. 林聚任，译. 北京：生活·读书·新知三联书店，2001：161-164.
[②] 默顿. 社会研究与社会政策 [M]. 林聚任，译. 北京：生活·读书·新知三联书店，2001：167-170.

获益于摩尔根和弗莱克斯纳等人的先驱性研究，默顿提出了关于革新医学教育的设想，其中最重要的几点设想包括：重申"患者是人"的传统理念，明确医学行业的价值和规范（包括医生的自我形象的价值、医患关系的价值、医生与同事和社区关系的价值），以及实现医学生的"社会化"。默顿提出了医学和医生所应该遵循的多条价值规范，其中包括：

> 医生必须具备某一方面的具体知识，这常常需要接受专门的教育。但是：他们不能使专业过窄；他们也应该接受全面的和广博的教育。
>
> 医生对其病人的态度应该是情感中立的……但是：他们必须避免由于过分冷淡而变得不近人情，应该同情关心病人。
>
> 医生一定要为每一位患者提供充分的、耐心的医疗帮助……医生应该理解作为个体的患者，并且要关注他们的心理和社会环境。[1]

默顿强调，医学教育是"医学和社会学中的不同的力量汇合的结果"，而医学院所具有的社会功能则在于"传播和发扬医学文化……把学生塑造成为合格的医务工作者"。因此，医学教育的一个重要使命就是将"那些影响某些患者病痛的社会因素引入临床教学之中"，使得医学生"获得适当的态度和价值"，这是医学生培养的中心问题。这就是默顿主张的"医学生的社会化"，即"掌握医学专业的知识和技能、态度和价值，学习医生这种职业角色，从而能够且有意识地以专业性和社会认可的方式去履行这一角色……形成一种职业性的自我"。默顿强调，医学生的社会化"主要通过与那些重要的相关任务的互动而形成——在医学院中，这类互动主要是与教员间的互动，但也包括与同学、助理人员和患者间的互动"，也就是所谓的"直接学习"和"间接学习"[2]。

默顿的医学社会学理论内涵非常丰富，并在以下几个方面给本书以启发：

第一，医学作为一种制度化利他主义的专门职业，要求医学教育必须与社会产生关联，实现医学生的社会化，使其具备符合社会要求的"态度、价值和行为模式"，以符合社会期待和文化环境的特殊要求。

第二，医学教育是高度技术化和人文价值规范的结合体，必须无差别地关怀人类的生活环境和意愿感情，妥善处理专业规范和社会文化的冲突，这就要求医学教育实现专业教育和人文教育的统一。

第三，默顿高度关注医学教育中的师生互动，认为这是传递医学价值规范、顺利实现医学生"社会化"的重要途径，这就启发本书从师生互动的角度出发，对

---

[1] 默顿. 社会研究与社会政策 [M]. 林聚任，译. 北京：生活·读书·新知三联书店，2001：211-212.
[2] 默顿. 社会研究与社会政策 [M]. 林聚任，译. 北京：生活·读书·新知三联书店，2001：157-221.

医学人文教育现象进行研究。

二、米德和布鲁默的符号互动理论

乔治·赫伯特·米德（George Herbert Mead）对于人类社会互动特征的理解和解释做出了开创性的贡献。从学术谱系上分析，米德的思想受到了心理学家詹姆斯的"社会自我"概念、库利的"镜中我"（the looking glass self）和"首属群体"（primary group）概念以及杜威关于人类思维能力和心智意识的研究等诸多学术流派和理论元素的影响；并且延续了行为主义心理学家如华生等人的学术思想，以及社会达尔文主义的知识传统。通过对上述理论流派、知识传统和学术概念进行组合，米德提出了两个基本假设："①人类机体生理的弱点迫使他们与群体中的他人进行写作，谋求生存；②人类机体内和机体之间的那些有利于合作、从而有利于生存或适应的行动将会被保存下来"。基于这两个假设，米德融汇了诸多学者提出的思想和概念，"将心智、社会自我与社会的出现和延续进一步贯穿于互动之中"。米德指出，人类心智的独特之处在于能够用符号来表示客体，预演针对这些客体可选择的行动方案，并抑制不适当的行动方案，选择出适合公开行动的适当方案。所有这些使用符号或语言的"想象性预演"（imaginative rehear）过程，只能发生在一个具有成熟心智的有机体身上。米德认为，个体一旦具有了上述这种心智"调适能力"（adjustive capacities），就能够理解社会生活中具有普适性意义的"常规姿态"（conventional gesture），在个体和个体之间建构起共同知识，从而实现组织化或模式化的互动，并在互动过程中获得明确的"自我概念"，保持和延续个人身处的社会环境及其制度体系。因此，可以将社会理解为一种源于个体间调适性互动的构成现象，社会组织形式的维持和变动就是个体心智过程和自我过程的反映（reflection）[①]。

赫伯特·布鲁默（Herbert Blumer）继承并发展了米德的学术思想，提出了"符号互动理论"（symbolic interactionism，又译为"形象互动论"）这一名词概念。布鲁默规定了符号互动理论的三个前提：①人们对于身边事物赋予某种意义，并以此为基础采取相应的行动；②这些意义产生于人与人之间的互动过程；③这些意义通过自我解释（演绎）而得以改变和修正[②③]。布鲁默所提出的这些理论前提，强调了人类行为是有意义的行动，这些意义不仅来源于互动，而且是可以动

① 特纳. 社会学理论的结构：第 6 版：下 [M]. 邱泽奇，译. 北京：华夏出版社，2001：2-9.
① 谢立中. 西方社会学名著提要 [M]. 南昌：江西人民出版社，2007：315-318.
② 赵万里，李路彬. 情境知识与社会互动——符号互动论的知识社会学思想评析 [J]. 科学技术哲学研究，2009（5）：87-93.

态调整的。在布鲁默看来，人类是符号的使用者，不仅能够制造和使用符号，而且赋予了符号以意义，特别是在不同情景下赋予符号以不同的主观意义，并借此进行有效的相互沟通和角色领会，这种能力确保了社会组织模式的创造、维持和改变。布鲁默发展了米德关于"心智"和"自我"的思想，使之能够涵盖心理学家托马斯提出的"情景定义"，即行动者借助于心智的能力，"能够在各种情景中进行界定、分类和让自身与周围的事物——包括他们自身——相调适"。唯有掌握了这种特殊能力，人们才能通过评估和权衡，"采取最合适的行为路线"[①]。

米德和布鲁默创立的符号互动理论，已经成为了社会学研究中最为重要的理论流派和研究范式，对本书的启发在于：

1. 对于本书所关心的问题而言，考察师生互动是非常重要且必要的研究策略。本书试图找寻出影响医学人文教育实际效果的重要因素，这些影响因素既存在于教育制度、教学环境和课程知识之中，也受到教学情境中的师生互动的影响。受到符号互动理论的启发，本书认为师生彼此之间的互动以及对于互动意义的理解，在很大程度上影响了教育活动能否按照既定轨道开展，也因此对最终的教育效果产生了影响。

2. 在研究师生互动的过程中，很有必要充分关注师生的角色领会和情境定义。符号互动理论坚持微观取向，高度关注在人际互动过程中，人们各自所显露出来的姿态以及对于这些姿态所具有的意义的理解，构成了互动的共同知识基础，确保了相对稳定的互动结构。与此同时，人们对于自身所处情景的理解和界定，也在很大程度上决定了可能采取的行动以及对于他人行动的认知和理解。符号互动理论的一个重要观点就是，情境定义是人们采取某种行动的先导。对于本书而言，这意味着师生在共同进入教学情景后，如何理解所处的外部环境以及对方所采取的行动，对于互动状态和由此带来的关系联结具有决定性作用。因此，本书确有必要对行动者的差异化的认知和态度做出区分，据此考察行动者所赋予行动的主观意义，分析在此基础上形成的互动状态和关系结构。

三、格兰诺维特的社会网络分析理论

马克·格兰诺维特是新经济社会学的奠基人，在社会网络分析和社会关系研究中做出了许多具有基础性、开创性意义的学术贡献。在早期的学术生涯中，格兰诺维特在关于"找工作"（getting a job，又译为"寻职"）的经典研究中，提出了"嵌入性"（又称为"内嵌性"）概念，强调了社会网络结构对于人们行为的制

[①] 特纳. 社会学理论的结构：第6版：下 [M]. 邱泽奇，译. 北京：华夏出版社，2001：22-24.

约作用。格兰诺维特批评了"社会化不足"和"社会化过度"两种理论倾向，认为"影响人们行为的因素是具体的社会关系"，主张从"人们所处的具体的社会关系角度来解释人们的经济行为"[①]。在此基础上，格兰诺维特讨论了"强关系"和"弱关系"的具体表现和作用机制，也即用人际关系的"强度"区分了强、弱、无三种不同的互动状态和关系联结类型，并认为人与人之间的"弱关系"更能够带来有效的非重复性信息，对于人们的求职行为更有帮助。格兰诺维特提出的"嵌入性"（embeddedness）、"弱关系"（weak ties）等学术概念具有强劲的学术生命力，对后来的社会关系理论和社会网络分析产生了深远影响，成为引领社会关系和社会网络分析的重要符号。在周雪光看来，"经济社会学就是以社会网络分析为核心的社会学研究"，而经济社会学成为显学则可以追溯到格兰诺维特早期关于嵌入性的研究。在格兰诺维特之后，罗纳德·博特（Ronald Burt）的"结构洞"（structure hole）理论，就受到了格兰诺维特很大的影响[②]。

在随后的研究中，格兰诺维特进一步阐释了他关于嵌入性和弱关系的理论见解，认为"嵌入性"不仅可以解释人们的经济行为，而且具有更广泛的含义。这些内涵丰富的含义更多是指非经济的、社会意义上的含义，不仅包括社会网络带来的影响和结果，还包括政治、宗教以及广义上的制度性影响，这意味着"人们的行为只有在社会网中才会更清楚地被认识、更坚定地被支持，并且更容易被执行"。格兰诺维特将"嵌入性"区分为"关系性嵌入"和"结构性嵌入"，前者"指的是一个人与特定他人的关系本质，这个概念涉及的是一对一对的人，用社会学的术语，就是'双边'"，这种嵌入对于个人行动有着强大而直接的效果；后者"指的是一个人嵌入的网络的整体结构对个人所施加的影响"，这种嵌入对于行动的影响"更加精微而不直接"[③]。在格兰诺维特看来，这种嵌入式的关系网络不仅影响了个人的具体行动，而且因为关系网络规定了价值规范，进而还影响了个体的心智观念。格兰诺维特还延伸了关于嵌入性和社会关系的研究，用以分析信任、权力、制度等诸多社会现象。比如，在关于信任的讨论中，格兰诺维特认为信任首先是对于他人具有可依赖性的心理认知状态，区分了"基于对他人的了解而产生的信任""基于个人关系的信任"以及"基于身份特征的信任"等多种信任类型，认为这可以用于解释不同的关系状态和个体行动。本书后面在论及亲密型学生以及此类学生和教师发展起来的互动关系时，就认为师生之间的相互信任、特别是学生对于医学人文教育的信任，是建构强互动的重要基础。这就得益于格兰诺维特的理论视角所带来的启发。

格兰诺维特的研究在以下方面给本书以启发。

[①] 周雪光. 组织社会学十讲 [M]. 北京：社会科学文献出版社，2003：119-121.
[②] 周雪光. 组织社会学十讲 [M]. 北京：社会科学文献出版社，2003：22.
[③] 格兰诺维特. 社会与经济：信任、权力与制度 [M]. 王水雄，罗家德，译. 北京：中信出版集团，2019：24-28.

第一，医学生和教师在某种特定的关系网络下进行互动。如果我们将医学人文教育情境下的教师和医学生视为不同的"节点"，那么，在课堂上，这些节点就组成了一张特殊的关系网络。只有在这个网络中，医学生所坚持的认知和行动才能被准确捕捉和确认；而教师的教学活动，也才能更有效地开展。也就是说，在特定的关系网络中，"大量特定的路径会将想法、信息与影响力传达到各个节点上"[①]。格兰诺维特所强调的"路径"，就是教师和学生之间经由互动而形成的关系联结，也就是所谓的"边"。互动状态不同，导致"边"具有了不同的特征属性，直接影响了医学人文教育的信息能否得到有效传递。

第二，行动者之间的关系联结可以区分为不同类型。格兰诺维特关于"强关系"和"弱关系"的讨论，实际上区分了强、弱、无三种不同的互动状态以及由此带来的关系联结类型，而这些不同的关系联结将对行动者带来完全不同的影响和收益。这就启发本书对医学人文教育情景中的师生互动状态做出区分，研究强互动、弱互动和互动缺失三种状态对于医学人文教育效果的不同影响。

第三，本书在分析亲密型学生对教师的信任和对人文教育的忠诚时，也受到了格兰诺维特关于信任研究的启发。

四、卡伦的叙事医学研究

"叙事"（narrative）首先是一种研究方法。这种研究研究方法目前已经被广泛运用在多个学科和研究领域。叙事和医学的结合，发展出来了叙事医学，这既是叙事研究在医学研究中的应用，也是文学与医学实现跨学科结合的尝试。叙事医学不仅为是医学人文在新的学科发展进程中注入了更为丰富的内涵，而且为更加有效地开展医学人文教育提供了新的路径。有学者指出，"'叙事'是人类基本的生存方式和表达方式，叙事取向重视人的情感、体验和主观诠释，叙事内容再现了叙事者的世界观，是他的信念、思想、意图所构建的真实"[②]。对于医学人文和医学人文教育而言，一个非常重要的观点和价值取向就是培养医学生的"共情"和"理解"能力，这种能力对于包括师生互动和医患互动在内的人际沟通与互动显得尤为重要。因此，学界通常将"叙事研究"称为"故事研究"，也即通过分析、解读和理解人类所经历的故事，实现对于"人类体验"的研究。从更深层次的研究方法来讲，叙事研究同样对本书具有重要的启发意义。本书在分析和讨论不同类型的师生互动时，需要对大量的访谈资料和参与观察资料进行取舍、分析

---

① 格兰诺维特. 社会与经济：信任、权力与制度 [M]. 王水雄，罗家德，译. 北京：中信出版集团，2019：24-25.
② 利布里奇，图沃-玛沙奇，奇尔波. 叙事研究：阅读、分析和诠释 [M]. 王红艳，译. 重庆：重庆大学出版社，2019：V.

和研究，这实际就是叙事研究所主张的"对话式倾听"（dialogical listening），也即通过对访谈对象讲述的"故事""感受""体会""意愿""建议"等文本内容的分析，实现研究者与"叙事内容"的互动。从某种意义上讲，这就是"扎根理论"[1]。

现在回到丽塔·卡伦（Rita Charon）开创的叙事医学。2006年，美国哥伦比亚大学内科学教授卡伦出版了专著"*Narrative Medicine：Honoring the Stories of Illness*"。国内学者郭莉萍在将此书引入国内时，将其翻译为《叙事医学：尊重疾病的故事》。在前面的文献回顾中我们已经知道，卡伦在这本专著中将"叙事"定义为"吸收、解释并被疾病的故事所感动的能力"[2]，叙事医学则是"由具有叙事能力的临床工作者所实践的医学"。到了2014年，国际专家委员会将叙事医学定义为"获得、理解、融合疾病经历中所有参与者不同观点的工具"[3]。无论采取何种定义，叙事医学所强调的都是将医学视为一种"关系性科学"，也即我们所熟知的"关系性医学"。将医学理解为"关系性医学"，意味着"医务人员与患者、患者所处社区和其他医务人员之间的关系非常重要"[4]。这就是本书所一再强调的，现代医学发展至今，不仅要解决基本的疾病问题，更要解决疾病所蕴含的各种复杂关系问题。这里的关系，不仅包括医务人员与病患的直接关系——这是最常见、最容易被观察到也最为人所重视的关系，还包括医务人员与社区、患者与社区以及医务人员之间的关系——这些关系较为繁杂，而且通常容易被忽视。但往往是这种容易被忽视的关系，最终却对医疗效果产生了很大影响。叙事医学的出现，再次强调了医务人员"理解"各种关系的重要性，推动医学更加具有人文意味和人文温度，也为医学能够更好地解决疾病以及疾病背后的隐含问题提供了新的路径。

对于本书所关注的医学人文教育而言，叙事医学同样能够发挥积极作用。2011年叙事医学被引入我国以来，已经在多家医学院校和教学医院得到了实践运用，也有学者主张将叙事医学纳入临床医学和医学教育的常规组成部分，运用叙事医学的理念、方法和工具进行医学教学，提升医学生的综合素养和人文素养，进而推动医学人文教育、医德医风教育的发展[5]。在具体的教学策略中，叙事医学主张通过"细读"和"写作"两个工具来培养叙事能力。"细读"是为了帮助医学生发现那些可能被他们所忽视的信息，其目的在于引导医学生充满专注地阅读复杂文本，从而培养其细致入微的观察力和理解力。"写作"则包括反思性写作、创意性写作等类型，目前的主要形式是书写"平行病历"，也即使用医务人员的第一人称

[1] 利布里奇，图沃-玛沙奇，奇尔波. 叙事研究：阅读、分析和诠释 [M]. 王红艳，译. 重庆：重庆大学出版社，2019：11.
[2] 卡伦. 叙事医学：尊重疾病的故事 [M]. 郭莉萍，译. 北京：北京大学医学出版社，2015：4.
[3] 郭莉萍. 什么是叙事医学 [J]. 浙江大学学报（医学版），2019（10）：467-473.
[4] 郭莉萍. 什么是叙事医学 [J]. 浙江大学学报（医学版），2019（10）：467-473.
[5] 郭莉萍. 以叙事医学实践促进教学医院医学人文教育 [J]. 医学与教育，2022，3（43）：36-39，51.

视角，用一般性语言而不是医学技术性语言来书写和再现患者的记述①。对于医学生而言，练习书写平行病历，实际上是培养其反思和理解能力，一方面是反思自己的诊疗过程和困惑，另一方面则是更好地去理解患者的动机与行动。这些实践性的教学方式，目前已经得到越来越多的重视和运用。

卡伦及其开创的叙事医学研究在以下方面给本书以启发。

第一，叙事医学所指向的共情、反思、理解、阅读、沟通等诸多能力要素，与医学人文和医学人文教育的基本价值观高度契合。叙事医学已经成为医学人文教育的发展新动向，这能够帮助我们对医学人文教学形成更新也更深刻的理解，并在此基础上展开本书所关注的师生互动研究。

第二，在本书所开展的质性研究过程中，需要深刻掌握不同类型的医学生对于医学人文和医学人文教育的认知与态度。如何准确把握学生的认知？如何理解和分析医学生和教师的讲述？事实上本书所开展的工作，是对于研究对象提供的"故事"进行分析，也即对某种"叙事"进行研究。那么，叙事医学所提供的研究策略，将为本书提供便捷的分析工具。

第三，叙事医学所体现出来的跨学科整合能力，启发本书从更多学科视角出发来理解和审视医学人文教育，以及在这种教育情景下发展出来的师生互动和关系连通。从这个意义上讲，学科之间的边界已经"模糊化"了，这也正是现代社会科学的发展趋势。比如，一些国内学者在医学人文教育实践中，将叙事医学与中国传统文化相结合，设计了颇具新意的教学课程。这门 16 学时的课程分为"叙事医学与传统文化导论""传统文化中的疾病叙事""传统文化中的医疗叙事""传统文化中的中药叙事""传统文化中的养生叙事"5 个板块，将《红楼梦》《东坡志林》《李时珍传》等经典文本中与医学相关的叙事元素纳入课程，通过"精读""精讲""精写"等教学环节，引导学生理解传统的医学道德观、医学文本中的疾病隐喻、医学叙事文本中体现的诊疗技术等医学教育相关内容，为扩展医学人文教育策略方法和内容体系进行了积极探索③。这些基于叙事医学研究的教学实践探索，对本书在探究如何强化医学人文教育情景中的师生互动时，都将提供有益的参考。

---

① 郭莉萍. 什么是叙事医学 [J]. 浙江大学学报（医学版），2019 (10)：467-473.
② 李远达，黄蓉，王春勇，等. 叙事医学与传统文化课程思政教学探索 [J]. 叙事医学，2022 (5)：371-380.

第三节　研究方法

一、质性研究方法

研究方法的选取，取决于研究问题及研究目的。从根本上讲，一个研究需要解决什么问题，或者需要达到什么目的，决定了这个研究应当采取何种方式。艾尔·巴比（Earl Babbie）认为，社会研究有三个基本目的：探索、描述和解释[①]。考虑到本书重在关注和描述具体事件的发生过程，以及行动者在过程中赋予的主观动机和做出的意义诠释，属于"是什么""为什么"和"怎么样"的问题，研究目的指向了描述和解释。这种研究通常适用于质的研究方法，也就是通过与研究对象的互动而对其行为和意义获得解释性理解。

基于对社会现实和教学实践的经验观察，本书关注到医学人文教育存在实际效果不佳的有效性困境。对这个问题的回应，既涉及医学教育的制度安排、组织结构、行动策略等宏观机制问题，又涉及大众心理、舆论环境等社会现象，还与身处教育情景中的行动者密切相关，难以在一本专著中做出充分论述。对于这一困境，詹姆斯·科尔曼（James Coleman）曾有过非常精彩的论述。科尔曼认为，在宏大叙事和微观个体之间，必须建构起某种特殊的联系，才能实现通过对微观个体的观察和理解，来解释宏观层面的机制问题。受到科尔曼的启发，本书将从微观个体水平的观察和理解入手，寻找到对于系统问题和社会现象的解释路径，也即尝试将研究视域聚焦到与医学人文教育相关的具体行动者身上，通过对个体行动的理解，实现对系统行为的解释。巴比指出，"社会人为事实"（social artifact）是非常重要的分析单位，而"社会互动形成了社会科学研究的另一类社会事实"。本书不仅关注到医学生对于医学人文教育的具体认知、态度和行动，而且高度关注不同类型医学生与教师之间的互动，这种研究取向也受到了巴比的启发，即通过分析"人类行为或人类行为的产物"，来达到解释事物的研究目的[②]。这种通过对个体所采取行动的理解来解释社会现象的思路，可以追溯到韦伯的理解社会学。这种研究思路是在抽象的统一性理论和具体的经验性描述之间找到有效连接，既契合了科尔曼所倡导的从个体行动出发来解释系统行为的方法论，也是默顿提出的"中层理论"策略的应有之义[③]。

[①] 巴比. 社会研究方法 [M]. 邱泽奇，译. 北京：华夏出版社，2005：86.
[②] 巴比. 社会研究方法 [M]. 邱泽奇，译. 北京：华夏出版社，2005：97.
[③] 科尔曼. 社会理论的基础 [M]. 邓方，译. 北京：社会科学文献出版社，1999：4-14.

从具体的研究方法来讲，本书采取了质性研究方法，选取国内某大学医学部作为案例院校，从该校选修人文类课程的医学生中，选取若干名医学生作为研究对象，观察和分析医学生在特定的人文教育情景中，对于医学人文教育的认知和态度，理解、解释和判断他们的行为偏好和行动逻辑。在此基础上，使用社会网络研究的互动概念和分析工具，构建以医学人文教育为中介的特殊关系网络的分析框架。在这个特殊的社会关系网络中，根据医学生对于医学人文教育的不同认知、态度和行动，将他们划分为不同类型的子群体。通过观察这些子群体与教师的互动状态和关系联结，理解其行为背后的主观逻辑，分析不同互动状态和关系联结的形成机制及其对医学人文教育效果的影响机制，以此回应医学人文教育的有效性问题。

在具体的研究过程中，本书将采取个案研究（case study，或称为案例研究）的方法，这是质性研究中经常使用的收集和分析资料的方法，也是社会科学普遍使用的一类研究方法。马林诺夫斯基在创作《西太平洋的航海者》时，对于调查对象的选取以及所开展的田野调查实践，通常被认为是个案研究的最初范例[①]。个案研究方法之所以受到重视，在于"只有通过对日常生活的直接观察，才能获得有关社会生活的有效知识。因为社会是由活生生的人和具体的社会活动组成的，对它必须根据社会成员的动机和主观意义来理解"[②]。在艾尔·巴比看来，个案研究可以将注意力集中在社会现象中的一个或数个案例上，既可以是一个村庄、一个家庭，也可以是一个青少年团体。个案研究可以是描述性的，也可以通过对特定个案的深入研究来提供解释性的洞见。如果研究者试图对某一现象、行动或者行动者做出深刻剖析，特别是理解行动背后的主观意义，那么个案研究可以提供很有效的帮助，使得研究者有机会"洞察"现象背后的意义。因此，个案研究的优势是很明显的，无需在采集样本、统计分析上花费过多时间精力，只需少数几个案例就可以实现对全局性问题的系统把握和整体认识。本书充分吸纳上述关于研究方法的论述，决定采用质性研究方法，针对医学生与教师之间的互动状态开展深入探究，并将每一个医学生都视为一个独立的个案，运用个案研究和拓展的个案研究方法，以期获得预想的研究收获。

二、研究对象的选择及其代表性

研究对象的选取直接决定了研究能否顺利开展并取得预期成果。本书在选择研究对象时经过了慎重考虑。首先，本书所选择的医学院校是在国内具有悠久历史

[①] 卢晖临，李雪. 如何走出个案——从个案研究到扩展个案研究 [J]. 中国社会科学，2007（1）：118-130.

[②] 袁方，王汉生. 社会研究方法教程 [M]. 北京：北京大学出版社，1997：146.

的综合性大学医学部，不仅在国内外的医学研究、临床医疗和医学教育领域享有较高的学术声望，而且是国内较早推行医学人文教育的医学院校之一。笔者在该大学医学部长期从事医学人文教育工作，开设了多门人文类课程，指导多个学生艺术社团，不仅对于医学人文教育开展情况具有直观体会，而且可以非常便利地"进入"研究情景，开展深度访谈和参与观察。

在此基础上，本书在选取研究对象时，首先会考察这所医学院校的独特优势。这是因为，院校本身为开展医学人文教育提供了场域，也即医学人文教育的外部情景。如果要观察完整意义上的医学人文教育，充分考察医学人文教育中的师生互动，那么对于院校的选取应当是首先考虑的重要因素。

第一，从领导机制来看，医学人文教育应当在本书所选择的医学院校中获得持续坚定的外部支持，突出表现为学校主要领导对于医学人文教育的重要性始终有着清醒认识。本书所选择的医学院校，在若干年前曾与另一所国内知名综合性大学合并组建了新的医学部。组建之初，时任学校主要领导就曾撰文指出，在合并成立医学部之前，原先的医学研究与理科研究、社会学科及人文学科基本是分离的。正是大学合并促成了医学生培养模式的变革，使得医学本科生的培养机制得以革新和完善，前两年能够在大学本部系统接受人文教育和科学基础教育，这就为医学人文教育提供了非常优良的学科条件。这所医学院校的领导认识到，现代医学教育中育人是第一重要的，其首要任务就是要使得受教育者具有独立的人格，正确的价值观、人生观，要有判断力和实践理想的能力。特别是对于医学生来说，尤其要有爱心、人文关怀以及交流的技巧、合作的精神。从这个意义上讲，单纯传授医学知识并不能保证学生真正成才，也就是说，需要人文教育的高度介入和有效补充。过去几年，在针对新型冠状病毒感染疫情的反思中，这所医学院校的领导再次提出医学人文应当是当代医学教育的重点内容，医学生需要系统学习社会学、艺术学、经济学、卫生学、法学以及医学发展史、医学伦理学等课程。正如本书所言，医学人文教育已然成为医学教育体系中的制度化安排。那么，教育管理者的重视程度将直接影响到这一制度安排能否落到实处并取得实效。从这个意义上讲，本书所选取的医学院校，其医学人文教育能够获得学校领导层面的持续支持，不仅为顺利开展医学人文类教育教学活动提供了基础性保障，也使得其具有开展案例研究的典型意义。

第二，从教学实践来看，本书所选择的医学院校是一所在国内久负盛誉的顶级医学院校，也是国内最早开展医学人文教育的医学院校。21世纪初，该医学院校与国内顶级综合性大学合并，成立了新的大学医学部，在拥有完整的医学教学体系和众多教学医院的同时，具备了更为良好的人文教育和素质教育基础条件，在开展医学人文教育、培育医学生人文素养方面积累了十分丰富的实践经验，特别是在医学史学、医学伦理学、医患沟通、医学艺术教育等领域具有雄厚的教学和科研实力。这所医学院校要求所有的八年制医学生（本硕博连读），在最开始的第一年和第二年，都必须在主校区接受为期两年的通识教育；其他学制的医学生（包括五年制、七年制）也至少在主校区接受为期一年的通识教育。这种教育模式体现了先进的医学教育理念，即在接受医学专业教育之前，先确保医学生能够接受广泛、深厚的人文学科、社会科学的教育以及大学精神的熏陶，为其储备最基本的人文素养和人文知识，从而为以后的医学专业教育和医学职业生涯做好准备。在课程设置上，该医学院校现行的教育教学制度规定，医学人文类课程分为公共必修课、公共选修课两类。公共必修课包括思想政治理论课、公共外语课、体育课等课程。其中，思想政治理论课包括5门课程，共计16学分；公共外语课包括英语类课程和非英语类（法语、德语、日语等）课程，要求至少修满2门课程，共计4学分。公共选修课按照课程所属学科领域分为Ⅰ类和Ⅱ类。Ⅰ类课程包括数学、自然科学、基础医学、临床医学等；Ⅱ类课程包括社会科学、人文科学和艺术等。在这里，医学人文教育的课程数量、种类和教学内容的完备性均走在了国内医学院校前列。特别是近年来，该医学院校正在努力和国际上通行的医学人文教育模式接轨，积极探索"以问题为基础"（PBL）的教学法，引入叙事医学课程，并在教学改革中推行小班授课，探索案例综合讨论课程与实践深化人文课程相结合，帮助医学生更好地处理临床实践所面对的沟通压力和伦理、法律和社会问题，这就为本书接下来所开展的质性研究提供了很好的基础条件。

第三，从组织结构来看，本书所选取的医学院校设置了较为完备的医学人文教育教学和科研机构。1988年，该校成立了中国首个医学伦理学教研室。随后，设立了公共教学部，专门从事人文教育教学工作。2007年，成立医学人文研究院，与公共教学部实行"两块牌子、一套人马"。2018年，正式成立了医学人文学院，下设8个系（医学史与医学哲学系、医学伦理与法医学系、医学心理学系、马克思主义学院医学部学院、医学语言与传播系、体育与健康、医学数据学系、医学物理学系）和3个中心（医学美学研究中心、健康与社会发展研究中心、医学伦理与法律研究中心），教师规模和研究领域不断扩大，课程设置、组织架构和制度安排日趋完善。

从以上优势和特点可以看出，在这所医学院校所开展的医学人文教育情景中，能够比较全面而深入地观察到不同行动者的表现，也能够提供较为丰富的研究素材，有利于整个研究的顺利开展。

三、选取访谈对象的考虑

个案研究通常遵循"目的性取样"原则，即抽取那些能够为研究问题提供最大信息量的研究对象[①]，更为关注所选取的研究对象能否为研究问题提供足够有效的详细而深入的信息，能否较为完整地回答研究问题。为了体现出案例之间的差异性，本书将所选取的医学院校作为研究场域，从中抽取若干名医学生作为访谈对象，同时根据研究需要，对若干名从事医学人文教育工作的一线教师和医学人文学院管理者进行了补充访谈。具体而言，针对学生共进行了 3 轮访谈，时间跨度近 2 年，总人数为 60 人（表 2-1）。

表 2-1 受访学生的群体结构

性别	男		女	
	34 人		26 人	
专业	基础医学	药学	公共卫生	护理学
	45 人	9 人	3 人	3 人
类型分布	疏远型	中间型		亲密型
	15 人	36 人		9 人

在此，需要对受访学生的代表性问题做出说明。尽管这些学生都是从两年来选修我所开设的医学人文类课程的学生群体中选取的，但这些学生同样是具有代表性的，他们的代表性来自于以下几个方面。

第一，具有差异性的医学专业教育背景。这些学生来自不同院系，具有不同的医学专业背景，包括基础医学、药学、公卫、护理等多个专业，能够较为完整地反映不同专业医学生的情况。

第二，兼顾个性化的成长背景。选取受访学生时，会提前了解他们的生源地、高考成绩、是否有过艺术类的学习经历等背景情况，同时兼顾性别、国别和地域差异，以尽可能地照顾其个体差异。

第三，突破笔者所开设人文课程的局限。尽管这些学生都来自笔者所开设的人文课程学习者，但这些学生在选修笔者所开设课程的同时，也选修了其他教师所开设的人文课程。因此，在进行访谈时，要求他们根据自己的人文教育学习经历和体验感受，对其接受的人文教育以及所处的人文环境做出整体性评价，以获取整体性认知。在这方面，尤其注重避免陷入一门或两门特定课程的局限，避免他们仅仅从笔者所开设的人文课程出发，来讲述体验或做出回答。当然，开展参与观察的场域只能是自己的课堂，但这同样也不影响这些受访学生的代表性。在对医学生重点开展访谈的同时，笔者也同步深度访谈了 6 名教师，其中管理者（同时

[①] Patton M Q. Qualitative evaluation and research methods [M]. Newbury Park：Sage，1990.

也承担具体的医学人文教学工作）3 人，在一线从事医学人文教学工作的教师 3 人。

从数量上看，接受访谈的学生人数超过了教师人数。之所以进行这样的处理，主要有以下几点考虑。

第一，医学人文教育的相关行动者有多种类型，医学生是最为重要的行动者。前文在对"行动者"概念做出界定时就已经指出，与医学人文教育密切相关的行动者大致可分为三类：教育政策的制定者（领导）、教育行动的实践者（教师）和教育活动的接受者（学生）。在各种行动者组成的关系网络中，医学生处于"结构洞"（structure hole）位置。他们既与教师发生关联，又与其他学生发生关联，还与未来可能遇到的患者和后辈学生发生关联。可以说，医学生既是医学人文教育的接受者，又在成为医生后转为医学人文理念的实践者和传播者。因此，有必要对医学生施以更多的关注。

第二，医学生的内部分化最为明显。经验资料显示，根据医学生对于医学人文教育的"亲近"程度以及和教师的关系强度，可以区分为不同类型，每种类型的学生都有不同的特征表现。这就意味着必须访谈足够多的医学生，才能做出类型区分。相比之下，教师的类型特征并不明显，他们对待医学人文教育的态度、认知和行为呈现出高度的同质性，可以在研究中做出简化处理。因此，尽管教师的访谈数量相对较少，但也已经涵盖了不同的身份特征，能够满足研究的需要。

无论是选取医学生还是选取医学人文教师，在选取访谈对象的具体过程中，都主要考虑了以下因素。

第一，体现个案类型的丰富性。随着研究的逐步深入，发现在医学生群体中至少存在三种不同的认知、态度和行为逻辑，也可以据此将医学生大致上分为三种不同类型。因此，针对医学生的访谈数量必须达到一定规模，才能确保涵盖不同类型的行动者，并保证每一种类型中的医学生也有足够多的数量，以满足质性研究的需要。

第二，研究资料的深入性和广泛性。要从不同类型的个案中抽象出一般性的核心特征，进而凝练出同一群体的共同特征，需要相当深入和细致的资料，才有可能避免"过度推论"的陷阱。只有对行动主体的行为进行参与观察，并对他们赋予行动的意义和真实逻辑做出投入理解，才能准确把握不同行动者的真实意愿。这就要求在研究过程中，不仅要作深度访谈，还要借助教学活动进行全程观察。为了获得更为生动、直观、详细的资料，而且是根植于具体情境的资料，笔者将参与观察和深度访谈结合起来，并同步收集文件、制度规定、课程大纲、学生的评价与反馈等各种资料，作为个案研究的补充参考。

第三，注重研究的效度。巴比认为，"效度是指实证测量在多大程度上反映了概念的真实含义"。本书所涉及的效度类似于巴比提出的"标准关联效度"（criterion-related validity），也就是通过一些具体的资料来判断、测量甚至预测访谈对象的态度[①]。借助于从事医学人文教育的工作便利，笔者在多门课程的课堂教学中，将学生分为若干小组，要求学生自行收集学习资料、开展小组内部讨论并制作 PowerPoint 演示文稿，在课堂上展示学习成果，接受其他学生提问和教师点评。通过上述课程安排，能够比较直观地发现不同学生在课堂表现和师生互动中呈现出来的差异化特征，并据此将学生初步归入不同类型，为后续选取学生访谈对象提供导引。此外，笔者还担任了多个学生艺术社团的指导教师，这也为从多个维度选取学生提供了便利。更重要的是，笔者访谈了足够多的学生，从不同侧面收集访谈资料，并从不同学生的讲述中形成相互印证。

第四，注意研究伦理。巴比提出了社会研究中关于伦理问题的几个普遍准则：自愿参与、对参加者无害、匿名与保密[②]。在研究中，坚持对访谈对象负责，对访谈者的个人资料做出技术化处理，掩盖其个人特征。尤为重要的是，在访谈过程中既采取启发式提问，鼓励学生大胆表达真实想法；又注重保护个人隐私，消除访谈对象对于潜在风险的担心，为个案研究的顺利开展提供便利。

第五，实现有效补充。尽管医学生是非常重要的师生互动主体，但教师作为师生互动和师生关系链条上的另一端，对于互动状态和教育质量同样具有重要影响。因此，本书补充选取了数名教师进行深度访谈，以实现对来自于学生的质性研究做出补充和印证，确保整个研究资料的完备性和可靠性。

四、研究方法的使用策略

结合本书的核心关照和研究目的，在使用个案研究方法时坚持以下策略。

第一，尊重和平等的视角。在进入和理解个案时，遵从韦伯的告诫，坚持价值中立和投入式理解，不带预设观点，始终采取尊重和平等的视角，从当事人的角度进行观察和理解，力求实现对主观意义的"解释性理解"（interpretive understanding）。

第二，关注各种行为主体之间的互动。个案研究方法对于展示那些不能人为控制的"自然情境"具有独到之处，而扩展的个案方法又特别强调宏观与微观的互动。在理解行动者的过程中，需要对医学人文教育情景中的不同行动者进行关联式考察。这里有一个基本前提：微观水平的行动之间能够实现结合。对此，科尔曼总结了微观水平的行动可能采取的六种不同的结合方式，包括个体行动者的独立行动给其他行动者带来某种肯定或否定的外部影响、个体行动改变其他行动者的激励机制和报酬结构、发生在两个行动者之间的双边交换、相互依赖的行动结

[①] 巴比. 社会研究方法 [M]. 邱泽奇，译. 北京：华夏出版社，2005：140.
[②] 巴比. 社会研究方法 [M]. 邱泽奇，译. 北京：华夏出版社，2005：62-71.

构，等等。对于本书而言，在同一个教育情景中，每个行动者的独立行动都会给其他行动者带来影响，所有行动者又是相互依赖并同时嵌入更宏观的制度环境之中的。因此，这些不同的行动完全可以实现结合，这意味着关注行为主体之间的互动不仅是必要的，也是可行的。

第三，注重建构起动态演化的研究过程。医学生对于医学人文教育的认知、态度和行动，以及由此带来的师生互动和关系联结，本身就是一个循环累积的过程，是一个对多重现实（或同一现实的不同呈现）进行重复探究和建构的过程。每一轮的师生互动，都会对师生关系联结产生影响，进而影响教育效果，并综合起来成为下一轮师生互动的起点。因此，本书在收集、分析资料以及建构研究结果和理论的过程中，注重根据对象的特质做出动态调整，充分体察到教育现象丰富的可能性和灵活性，为基于研究情境的动态调整提供可能。

基于上述考虑，在研究中采取了如下资料收集方法。

一是半结构式的深度访谈。从学生群体中选取若干访谈对象，逐一进行深度访谈。在对象选取时要特别注重覆盖不同类型，尽可能包括：①那些大胆的、敢于说出自己独到见解的学生；②那些不怎么喜欢来上课的学生；③那些每节课都会到场的学生；④不同专业、不同年级的学生；⑤个性外向和内向的学生；⑥在课堂上喜欢发言和从不发言的学生等不同类型。与此同时，还补充访谈了具有不同身份特征的教师，重点了解教师关于医学人文教育实际效果的判断和原因分析，关于教学活动中不同类型学生表现的描述，以及对于改进医学人文教育的建议，以形成多方印证和相互支撑。每次访谈都会预先设定关心的主题，拟定访谈提纲，但不会严格限制提出的问题，而是跟随访谈对象的讲述，随时抛出新的问题，以便受访者尽可能地自由表达观点。这种访谈的好处是可以获得尽可能丰富而不受约束的资料，尤其是受访者的个体心理感知，但困难之处在于访谈过程不易按照预定轨道展开，必须和受访者建立起基于彼此信任的良好私人关系，才能使访谈顺利进行。在这方面，笔者教师的身份发挥了很大的便利。在访谈过程中既使用了"半结构化"的访谈提纲，又采取了"滚雪球"的方式扩展访谈对象，保障每个访谈对象足够的访谈时间，以充分挖掘有用信息。

二是参与观察。一方面，在自己开设的人文类课程中进行参与观察。在课堂教学中设计了观察环节，通过提问、发言、课堂展示等多种途径，观察学生的类型分化以及师生之间的互动情形，并将所观察到的情形及时记录下来，和已经获取的访谈资料进行对比印证，调整自己的分析思路和观点。另一方面，利用课外教学和社团活动等机会，近距离观察学生在参与医学人文教育及实践活动中的真实表现，扩展对于学生行为的认知和理解。

三是文献收集。在研究过程中，尽可能地收集 N 大学医学部关于医学人文教育的政策文本和工作文件，同时延伸收集国家教育主管部门和国内外高校关于医学人文教育的材料，以及相关领域的媒体报道和期刊文献，为本书提供知识储备。

第四节　分析框架

一、分析思路

医学人文教育能有效提升医学生的人文素养，帮助他们更好地处理与病患、与社会的关系，是医学教育不可或缺的关键组成部分。但如果联系社会现实来审视医学人文教育，就会促使教育者反思：医学人文教育的理念目标和实际效果之间，是否存在偏差？如果存在，导致这种偏差的原因是什么？对于这个问题的回应，涉及医学教育的制度安排、组织结构、行动策略等诸多方面，大都属于科尔曼所指出的"结构现象"，是处于宏观层面或相对宏观的问题。一种可行的研究策略是"降解"，将视域聚焦到与医学人文教育相关的具体行动者身上，从而将宏大问题化约为可以把握的微观题目。因此，本书将不采取从宏观到宏观的分析路径，而是尝试从关注微观个体的互动和关系入手，在微观行动和宏观现象之间建立起联系。在这里，隐含了两条不同的分析逻辑。

第一条是宏观逻辑，也可以称其为现实逻辑。这条逻辑提出了如下分析思路：社会期待要求医学更加尊重人性，重视人文关怀，关注患者所处的社会环境和疾病背后的复杂因素，这种期待带来了医学变革和发展转向；医学变革对于医学教育体系的调整提出了新要求，医学专业教育和医学人文教育的关系被重新定位，医学人文教育得以出现并获得迅速发展；医学人文教育在发展过程中，出现了预期目标和实际效果之间的偏差，要求关注并解决有效性问题；教学实践表明，很有必要在实际教学活动中加强师生互动，改善并强化师生关系联结，以此增进医学人文教育的实际效果。沿着这条逻辑，可以从宏观层面的社会期待和文化背景，推导到关注医学人文教育情景中的师生互动，但并未强调行动者的个体差异、行动逻辑和现象背后隐藏的作用机制，理论解释力的基础不够牢靠，也较难提出有针对性的具体建议。

第二条是微观逻辑，更类似于默顿所主张的"中层理论"策略。这条逻辑提出了如下分析思路：医学生作为独立的行动者，带着已经形成的个体特质进入医学人文教育情景，对于医学人文教育形成了差异化的认知和态度，采取了不同行动并展现出明确的主观动机；这些差异化的认知、态度和行动，使得医学生出现了内部分化，表现出不同的类型特征；不同类型的医学生和教师在同一个医学人文教育情景中进行互动，并经由互动建立起不同的关系联结；这些具有不同特征表现的互动状态和关系联结，对医学人文教育效果产生了影响。沿着这条逻辑，可以从行动者个体所具有的特质，逐步推导到关注医学人文教育情景中的师生互动问题，最终对教育效果做出解释。微观分析逻辑的好处在于，从具体的行动者出发，考察行动者之间的细微差别，"抽丝剥茧"般地梳理出行动者的个体特征，如何一步步影响了最终的教育效果，能够较为完整地揭示出现象背后的作用机制。

事实上，宏观逻辑和微观逻辑分别从两端出发，最后交汇于"有效性困境"和"师生互动"。这表明无论采用哪种分析逻辑，如果要试图摆脱医学人文教育的"有效性困境"，都需要关注师生互动，而师生之间的互动状态和关系联结也的确可以对"有效性困境"做出解释。作为学术研究，关注宏大叙事固然重要，但宏大叙事往往会掩盖一个个活生生的个体及个体间的差异，而社会现实正是由微观层面的个体所组成的。因此，相比于宏观逻辑所关注的社会期待、教育变革、价值规范、制度建构等宏大叙事而言，本书更倾向于从微观逻辑入手，关注个体差异和个体互动，以此来获取对于宏观现象的分析、理解和解释。因此，本书对宏观逻辑和微观逻辑将采取不同的处理方式：①认为宏观逻辑揭示了医学人文教育的外部环境，有助于加深本书对于医学与社会的关系、医学教育变革、医学人文教育的特征内涵、医学专业教育与人文教育的关系辨析等问题的理解，但对于这一分析逻辑不作过多展开，而是将其在整体上视为医学人文教育的外部环境。②微观逻辑揭示了如何从个体行动者的特质差异出发，讨论个体之间的互动状态和关系联结，进而对医学人文教育的有效性等核心问题做出回应。这一思路符合从微观层面出发解释宏观现象的研究取向，也为本书构建整体研究框架奠定了逻辑基础。

二、研究框架

沿着微观逻辑提出的分析思路，本书将首先关注个体行动者（也即医学生）所具有的特质，并尝试对这些特质进行抽象聚合和类型区分，以描述医学生群体出现的内部分化。本书关注到，从历史维度看，人文精神本就是医学教育的传统元素，关键问题在于现代医学疏远甚至抛弃了这一传统，而医学人文教育则是医学教育实践向人文主义传统本源的回归。因此有必要将社会的和人文的元素纳入医学教育体系，使得医学教育成为创新的开放性的制度结构，这不仅能够回应社会提出的让医学回归人文的普遍期待，而且能够通过制度化的利他主义来长久维系医学行业的传统价值规范，从而增强医学制度和医学教育的合法性。从现实维度看，医学人文教育是解决医学伦理争议、医患关系紧张、信任危机、群体性事件等现实问题的重要手段。医学人文教育最重要也是最初始的功能设计和目标设定，就是传递给医学生最为基本的价值规范和行为能力，既要赋予他们共情能力，教导他们尊重、关心和慰藉病患，又要赋予他们应对复杂局面的能力，帮助他们学会沟通、理解和处理纠纷。通过习得这些特殊的知识和能力，医学生能够顺利实现社会化，在未来的职业发展中能更有效地融入社会并符合社会期待。

基于上述历史的和现实的背景，医学人文教育构筑了独特的教育情景。在这一情景中，医学人文教育强调医学研究要完全站在人的角度来理解医学，实现科学技术知识与人文知识的重新融合。有学者就曾经提出，"医学人文"既主张"人道的医学"，强调对待他人的善行，又关注人类的终极关怀与人性的提升，承认"医学的限度"[①]。在这些价值观念和教育理念的指引下，医学人文教育成功塑造了"医学是最具人文精神传统的学科""医生是最富含人情味的职业""医学生应当成为具有医学专业素质与人文素质的综合型人才"等广为人知的价值理念[②③]，构筑了医学教育必须实现"传授科学技术"与"培育人文情怀"相结合的行动框架。这是在医学人文语境下建构起来的话语体系和意义系统，已经成为了当代医学教育的文化"场域"。作为医学人文教育的对象，不同类型的医学生对于人文教育的认知、期望和评价是存在差异的。这种认知和理解上的差异，表现为有的学生高度认可医学人文的价值和人文教育的作用，但有的学生所做出的理解，可能恰恰与预先设计的意图相反。这是一种很有趣的差异，也是在人类社会中普遍存在的一种现象，即受众对于某种号召的响应，恰恰与号召者所期望的反应相反。默顿就将这种现象命名为"回飞镖效应"。

在这里，可以引入"情境定义"（definition of situation）概念，将医学生对于医学人文教育的认知和理解视为对其所处环境的情境定义。按照心理学家托马斯的界定，情境定义是指"借助于心智的能力，行动者能够在各种情景中进行界定、分类和让自身与周围的事物——包括他们自身——相调适。运用这种方法，他们就可以评估、权衡，并采取最合适的行为路线"[④]。换言之，情境定义是指行动者在人际互动过程中，对于自身所处的情境做出解释；因为个体对于同一个情境的解释不同，因此所采取的行动也就不同。后来，情境定义概念被社会学家广泛接受，成为分析社会互动现象的重要工具。本书所使用的情境定义概念，指的是不同的行动者依据自身所处的社会地位、资源禀赋和价值承载，对于置身其中的医学人文教育情景形成了不同的认知、理解和期望，进行采取不同的行动，最终影响教育活动的目标达成。这些认知、态度和行动综合起来，既嵌入特定的医学人文教育情景之中，又在与外部制度环境和文化环境的互动过程中，对医学人文教学效果产生影响。这是从学生端出发，针对医学生的认知、态度和行动所做出的简化描述。

[①] 张大庆. 医学人文学：从多学科走向跨学科 [J]. 中国医学人文评论，2008（2）：1-6.

[②] 张大庆. 论医学的人文精神 [J]. 山西大学学报（哲学社会科学版），2003，8（26）：20-24.

[③] 刘旭东，张晓丽. 医学人文教育的起源、发展与现状 [J]. 西北医学教育，2011（6）：529-531.

[④] 特纳. 社会学理论的结构：第6版：下 [M]. 邱泽奇，译. 北京：华夏出版社，2001：24.

这些认知和态度体现了个体层面的心理过程，行动也受到了心理活动的影响。

行文至此，已经先后出现了认知、态度、行动、情境等诸多通常在心理学研究中出现的概念，有必要在这里先行做出简要交代。当我们试图观察和研究学生的认知、态度以及在此影响下的行动时，通常会很自然地和心理学相关理论产生关联。古典行为主义心理学的代表人物约翰·华生认为，心理学是研究行为而不是研究意识的科学。这一观点得到了诸多心理学流派的认同，已经成为支持心理学是自然科学的重要论据。与华生同时代的格式塔心理学代表人物库尔特·考夫卡（Kurt Koffka）将人类行为分为细微行为（molecular behavior）和显明行为（molar behavior），细微的行为在机体内部活动（似可理解为心理活动），显明的行为在一种环境中活动。这里的环境又可以区分为地理环境（geographical environment）和行为环境（behavior environment）。考夫卡认为，心理学主要研究显明的行为，"行为是受行为的环境所约束的"。库尔特·勒温（Kurt Lewin）则提出了"心理生活空间理论"，主张"从物体及其环境的关系中寻求事件的原因"，认为人类的心理生活空间是一个开放系统，势必会受到外部环境的影响，而人类行为则是人（P）和环境（E）的函数，即 $B=f(PE)$[1]。综合这些心理学理论，本书认同行为主义心理学的观点，承认医学生的认知和态度在很大程度上是个体层面的心理活动过程，但对于认知、态度以及行动的理解，则必须从其所处的特定外部环境（也即是医学人文教育情景）中寻找解释。

基于经验资料，本书将医学生分为 S_1、S_2、S_3……S_n 等不同类型。每一类型对应不同的认知类型（A_1、A_2、A_3……A_n）、态度类型（B_1、B_2、B_3……B_n）和行动类型（C_1、C_2、C_3……C_n）。需要说明的是，这种划分是基于访谈资料和参与观察所做出的综合判断，是将分布于不同个体的共有特质抽象出来，概括而成的行动者集合。

图 2-1 表明，在医学人文教育活动中，基于差异化的情境定义，学生形成了不同类型的认知和态度，这体现了学生对于医学人文教育的理解和阐释，并据此采取了不同的行动。这些认知（A）、态度（B）和行动（C）组合起来，对医学人文教育效果产生了影响。反过来，这种被影响之后的医学人文教育，又通过持续更新的教学安排作用于学生本身。这是一个典型的循环往复过程，也是医学人文教育得以完善和发展的过程。在布鲁默的符号互动理论中，非常重视行动者的情境定义对于人际互动的影响，认为"一旦行动发出，新的情景定义和行为的蓝图设计也就可能发生"。[2]这意味着人际互动始终伴随着行动者不断变化的情境定义，二者之间相互影响。情境定义带来具体行动，行动修正情境定义，修正后的情境

---

[1] 杨鑫辉. 西方心理学名著提要 [M]. 南昌：江西人民出版社，2013：39，111，124，127.

[2] 特纳. 社会学理论的结构：第6版：下 [M]. 邱泽奇，译. 北京：华夏出版社，2001：26.

定义又对下一轮行动产生影响。依据这一理论视角，图 2-1 正好展现了这样的循环反复过程。

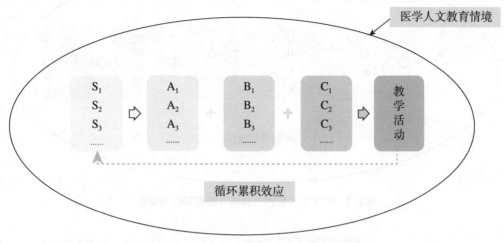

图 2-1 医学生的认知、态度和行动逻辑

接下来，再加入教师这一类行动者。如前文所述，为简化分析模型，可以认为教师对于医学人文教育的认知和态度具有高度的同质性：他们充分接受医学人文价值观，高度认同医学人文教育的重要性，并且对医学人文教学活动充满热情和主动性。经验观察显示，和医学生相比，从事医学人文教育的教师对于医学科学与医学人文的关系理解更为深刻，对于在医学教育中开展人文教育的态度更为积极而坚定，所采取的行动也更为主动。这既是医学人文教师的职业使命，也体现了他们的专业素养。因此，这种简化后的教师特征依然高度契合现实情况。更重要的是，对于一个研究模型而言，尽可能地砍掉不言而喻的情形，能够最大限度地保证模型的简洁性和证明力。基于上述考虑，在引入教师这一类行动者（不对教师做出类型区分）后，就在图 2-1 的基础上，得到了拓展后的图 2-2。

和图 2-1 相比，图 2-2 能够更加直观地表明，教师和医学生因为教学活动而形成了关联，这更符合现实情况。但事实上，师生之间的互动状态以及经由互动而形成的关系联结更为复杂而多元，是多线程而非单线程的关系连通。还是出于简洁表达的考虑，我们可以先设计一个最简单的情景，即假设在医学人文教育活动中只有一名教师（T）和三名学生（S_1、S_2、S_3），这四个行动者就构成了一个很简单的社会关系网络。在这个关系网络中，教师分别和三名学生产生关联，三名学生之间也彼此发生联系。这个关系网络整体性地嵌入医学人文教育情景中，既受到教学活动的直接影响，又对教学效果产生影响。如图 2-3 所示，我们得到了一个简洁的网状结构模型。

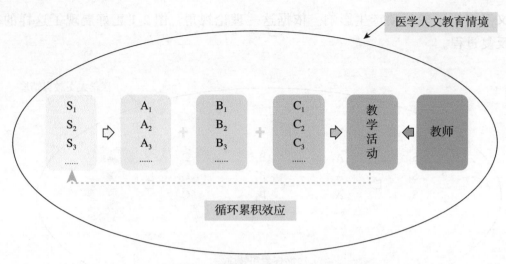

图 2-2　医学生和教师的认知、态度和行动逻辑

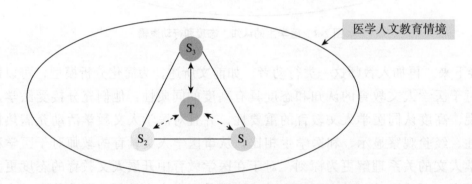

图 2-3　医学人文教育情景中的师生关系结构

　　本书所讨论的不同类型的师生互动状态和关系联结，其最初始的结构模型就是图 2-3。为便于理解，我们用带下标的符号（S_1、S_2、S_3）表示三名学生的集合，用不带下标的符号（S_1、S_2、S_3）表示三类学生群体。那么，图 2-3 所表示的三种关系结构，就从单个学生和教师之间的关系联结转化为一类学生和教师之间的连通状态。也就是说，三类医学生（S_1、S_2、S_3）分别与教师之间形成了虚线表示的互动缺失状态（N）、断开的实线表示的弱互动状态（W）、完整的实线表示的强互动状态（S）三种"理想类型"。

　　根据经验资料，本书按照学生对待医学人文教育的认知、态度和行动逻辑，将受访学生分为疏远型（S_1）、中间型（S_2）和亲密型（S_3）三类。在此，有必要简要交代本书关于学生类型划分的基本考虑。前文曾经指出，对于医学生的类型划分是基于访谈资料和参与观察所做出的综合判断。这种判断主要基于以下三个方面。

　　（1）医学生对于人文教育的差异化认知。面对医学人文教育的内容以及所倡导的价值规范，医学生会依据自己的人生阅历、心智结构和情境定义，做出不同的解读。有的医学生会高度认可，有的医学生会非常排斥，更多医学生则是介于二者之间。

（2）医学生对于人文教育效果和收益的差异化预期。同样是受到个体心智结构以及各种外界因素的影响，有的医学生会对医学人文教育的效果和可能带来的收益持乐观态度，有的医学生形成了悲观预期，更多医学生则是介于二者之间。

（3）医学生在教学活动中的具体行动。受到主观认知和评价的影响，有的医学生能够全身心投入人文学习，有的医学生表现得很不积极，更多医学生则是介于二者之间。

综合以上三个方面的因素，结合访谈资料和参与观察可以发现，差异化的认知、预期和行动可以被统一归入高、中、低三个层次，并且分别与亲密型、中间型和疏远型三类学生形成了对应关系。换言之，亲密型学生通常会表现为高认知、乐观预期和积极行动，疏远型学生通常会表现为低认知、悲观预期和消极行动，中间型学生则介于上述两类学生之间。这其实是根据不同学生和医学人文教育的"亲近"程度而做出的类型划分，可以用图2-4来表示这三类学生的分布：

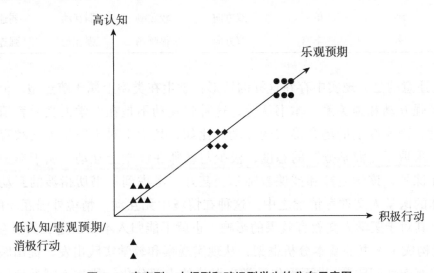

图 2-4 亲密型、中间型和疏远型学生的分布示意图

在图2-4中，●代表亲密型学生，他们位于坐标图的右上方，对于医学人文教育具有高认知度、乐观预期和积极评价；▲代表疏远型学生，他们位于坐标图的左下方，对于医学人文教育表现出低认知度、悲观预期和消极行动；◆代表中间型学生，他们居于●和▲中间，所持有的认知、预期和行动也处于中间状态。对于同一类型的学生而言，他们的认知、态度和行动具有同质性。那么，沿着从图2-1、图2-2、图2-3再到图2-4的分析思路，可以将这些不同类型的学生与教师的互动，以及经由互动而形成的关系联结组合起来进行考察。这里要解决的问题是，如何确定师生之间互动类型和关系强度？格兰诺维特认为，"测定关系纽结的强度可以按照两个人之间的互动时间、情感密度、熟识程度和互惠服务等维度来进行"[①]。受此启发，本书认为可以对师生之间的互动频次、关系方向、信息流动等因素进行综合考量，这些因素都在特定的医学人文教育情景中发挥作用。所谓互动频次，是指教师和学生在医学人文教学活动中，单位时间内的互动次数；关系方向是指教师和学生在互动中形成的关系联结，区别在于是一方相对于另一方的单向关系，还是师生双方的双向关系；信息流动则是指与教学相关的信息在师生之间的传递和反馈状态。可以认为，师生关系强度由上述因素共同决定，频次越高则关系强度越大，双向关系的强度大于单向关系，信息流动越顺畅则关系联结越紧密。这样，可以将学生类型、互动状态、关系联结等要素统一表现在一个矩阵之中，如表 2-2 所示。

表 2-2 三类学生与教师的互动状态和关系联结

	互动频次	互动内容	关系方向	信息流动	互动状态	关系联结
疏远型	少	无	单方向	不顺畅	互动缺失	无连通
中间型	多	单一	双方向	较顺畅	弱互动	弱连通
亲密型	多	丰富	双方向	很顺畅	强互动	强连通

需要注意的是，现实中存在这样的情形：学生在类型上属于疏远型，但却和教师形成了强互动和强关系。本书认为，这种强互动不是在医学人文教育情境中形成的互动，而是在别的场合形成的互动。比如，某学生对于医学人文教育缺乏必要认知，采取了"混学分"的态度，极少与教师在课堂上互动，属于典型的疏远型。但在课外，该学生却和授课教师私交甚好。考虑到本书所指涉的互动状态是嵌入具体的医学人文教育情境之中。这种在情境中无互动、情境外强互动的情形，难以考察其对于医学人文教育效果的影响，也就不能归入本书所定义的强互动。

这就构成了本书的基本分析框架：从现实观察和教学实践出发，提出医学人文教育的"有效性问题"，进而聚焦医学生群体的内部分化，描述不同类型的医学生和教师之间的互动状态，以此解释医学人文教育的"有效性问题"。整个分析框架以"有效性困境"为中心，形成了闭合的逻辑链条。据此，将本书结构作如下安排。

全文共分为八章。第一章为引论，对本书的选题和研究背景、研究问题、相关研究基础等内容做出说明，并交代本书所具有的理论价值和现实意义。在研究基

[①] 沈原. 市场、阶级与社会：转型社会学的关键议题 [M]. 北京：社会科学文献出版社，2007：61.

础也就是文献综述部分，本书提出关于医学人文、医学人文教育、叙事医学、师生认知和师生互动五个方面的研究成果，对本书具有重要的启发意义。

第二章为研究设计与分析框架，对全文的研究设计做出交代，包括概念界定、理论视角、研究方法和研究框架。其中，本章首先对本书中使用的医学人文、医学人文教育、行动者和互动四个核心概念做出界定。在理论视角部分，本书认为默顿的医学社会学理论、米德和布鲁默的符号互动理论、格兰诺维特的社会网络分析以及卡伦的叙事医学研究，将构成本书与之对话的理论基础。在研究方法和研究框架部分，本书阐释了运用质性研究的基本考虑，并提出了分析师生连通状态的基础框架。

第三章为医学人文教育的发展概况，集中讨论了医学人文教育的发展历史和内涵特征，指出医学人文教育的兴起、发展与扩散，是技术革新、社会运动和人文思潮共同作用的结果。在此过程中，医学人文教育形成了强调师生互动等五个特征，为本书从互动角度分析有效性问题奠定了基础。

第四章至第六章分别讨论了疏远型、中间型和亲密型三类学生对待医学人文教育的认知和态度，并对应分析了三类学生和教师之间形成的互动缺失、弱互动、强互动三种状态，重点分析了在三种互动状态下学生可能采取的行动。

第七章集中论述了学生之所以分化为三种类型的作用机制，以及师生互动和关系联结的获得机制。

第八章是结论与讨论，在全文分析的基础上，得出了四条基本结论，围绕强化师生互动提出了加强和改进医学人文教育的政策建议，并以医学人文教育为例，对于如何在高度专业化的教育体系中有效开展人文教育的问题进行了拓展讨论。全文结构如图 2-5 所示。

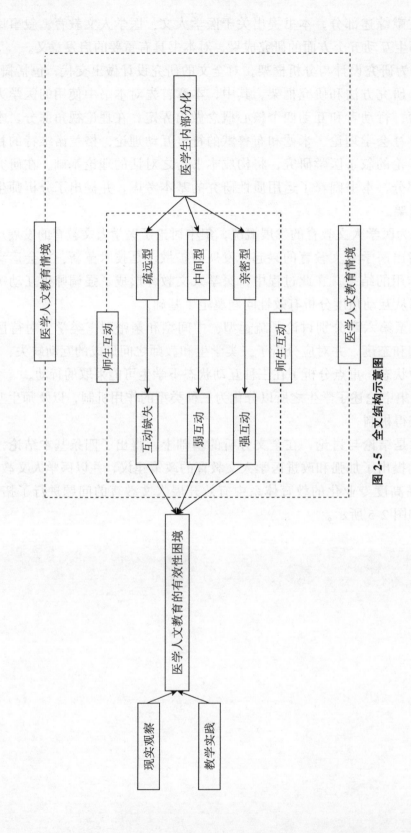

图 2-5　全文结构示意图

第三章　医学人文教育的历史、内涵与特征

如果我们将审视的目光放在一个更为悠远的历史维度，就会发现无论是西方还是中国，自从医学开始出现，医学人文很快就随之出现。可以说，对于人文的推崇、强调、关注与培养，始终伴随着医学自身的发展，只不过在不同历史阶段呈现出程度上的差异而已。《牛津医学教育教科书》在"医学人文教育"一章中指出，"在美国，艺术、批判理论、历史、法律、文学、音乐、哲学和神学都属于医学人文的范畴"[①]。事实上，这一理解与本书在第二章中所界定的"广义的医学人文教育"是相同的。沿着这一理解，我们可以用医学和音乐的关系作为案例进行简要讨论，借以展现医学与人文的悠久渊源。一般意义上的音乐与医学的关系，其历史远超我们通常的想象。英国伦敦大学教授佩里格林·霍登（Peregrine Horden）专门研究中世纪医学、疾病学和慈善史，在他主编的 *Music As Medicine* 论文集中，就将音乐视为一种医学解决方案（musical solutions）。这本论文集收录了一篇文献，即 Martin West 撰写的 *Music Therapy in Antiquity*，专门讨论了古希腊和古罗马时期的音乐治疗，认为音乐和医学的关系至少可以追溯到古希腊和古罗马时期。更为大胆的想法认为，音乐与医学的关系甚至可以追溯到史前时期。"史前文化时代的人相信音乐的力量可以影响精神和躯体的健康"，Merriam 和 Sachs 都曾指出，在史前时期人类祈求健康和护佑的重要仪式通常都会使用特殊的歌曲，以象征超人类或超自然的力量。Boxberger 也认为，在史前文明中，以治疗为目的的降神仪式或者歌舞活动可以为病人提供精神和情绪的支持。比如，古希腊"七贤"之一的泰利斯（Thale）认为，在公元前 600 年左右的斯巴达，就曾有人通过音乐的力量治愈了一场瘟疫。亚里士多德在《政治学》中就提出，祭祀乐曲等特定音乐可以让灵魂亢奋，让人们如同接受医疗或宣泄一样，能够恢复到正常状态。柏拉图则将音乐描述为心灵的药物。在中世纪的基督教哲学观念中，音乐被视为宣泄情绪、治疗惊恐和某些呼吸疾病的有效工具。文艺复兴时期，音乐

---

① 沃什. 牛津医学教育教科书 [M]. 王维民，译. 北京：北京大学医学出版社，2022：267.

家 Zarlino 和医生 Vesalius 的著作讨论了音乐和医学的关系。在这一时期，音乐不仅被用来治疗忧郁、绝望和疯狂，而且被视为提升情绪健康的工具，音乐与心理健康的关系得到了更多重视。1874 年和 1878 年，美国内科医生 James Whittaker 先后发表了《作为医疗的音乐》和《作为精神医疗的音乐》两篇论文，以大量的实例印证音乐能够影响人的心理和生理[①]。

在中国医学的发展历史上，同样对音乐的独特力量予以充分关注。《黄帝内经》提出，"五音"角、徵、宫、商、羽分别对应"五行"木、火、土、金、水，影响人体"五脏"肝、心、脾、肺、肾，并与"五志"怒、喜、思、忧、恐相联，《乐记》认为，"夫乐者，可以善民心""致乐，以治心者也"，这些先秦时期的医学和音乐典籍都关注到可以运用音乐来治疗或改善情绪。明代儿科医学典籍《幼科发挥》中记载了 5 个小儿的病案，其症状是间歇式寒战、高热、手足伸缩、嗜睡，药方则是"令其家中平日相与嬉戏者，取其小铙之物，在房中床前歌舞以娱之"，不出半日症状全部消失。时至今日，音乐与医学的结合已经成为全新的治疗理念。在国内外的一系列临床研究中，音乐治疗已经被较为广泛地运用在精神疾病、神经系统疾病、心脑血管疾病、疼痛管理、发育相关疾病等多个领域。根据美国音乐治疗协会 2005 年的统计数据显示，当年美国近 5000 名国家注册音乐治疗师的工作领域涵括了艾滋病、脑部损伤、学习障碍、精神病、帕金森病、创伤后应激障碍、听力障碍、神经损伤、脑卒中、妇产科等诸多领域[②]。这些都意味着音乐作为一种治疗手段，对于某些适应证可以实现介入和干预，也有取得积极效果的潜力。时至今日，音乐治疗（music therapy）已经将艺术领域的音乐转化为临床治疗领域的音乐，赋予了音乐这一人文艺术以医学科学的独特功能。通过回溯医学和音乐的关系，我们不难发现，广义上的"医学人文"具有非常悠久的历史，将音乐用于医学手段，几乎同步于医学自身发展，这在中西方医学史上都概莫能外。因此，从医学发展的历史维度来看，医学人文和医学人文教育并非新生事物，至少在医学产生和发展的初期，人文就已经伴随着出现了对于人文的推崇和关注。这一特征在中西方医学发展历程中都能找到佐证。

但是，本书并不打算对历史上医学与人文的关系做出全面回顾。本书所讨论的医学人文教育，是指以 20 世纪 60 年代兴起于西方国家的医学人文运动为先机，随着现代医学和医学教育思想的转变，逐渐兴起和发展出来的医学人文教育。这种医学人文教育的兴起、发展与扩散，是技术革新、社会运动和人文思潮共同作用的结果。人们逐渐认识到医学不仅具有科学属性，也具有人文属性和社会属性，医学越发展，越需要向人文传统回归。在此过程中，医学人文的价值规范不断得

[①] 高天. 音乐治疗学基础理论 [M]. 北京：世界图书出版公司，2007：20.
[②] 高天. 音乐治疗学基础理论 [M]. 北京：世界图书出版公司，2007：4.

到强调和凸显，医学人文教育也愈发体现出鲜明的社会属性和社会特征，并逐渐形成了回归人文主义、调整社会关系、融汇多种学科、注重隐性功能和依赖师生互动等专属性特征。这些特征与本书所关注的师生互动建立起稳定的逻辑关联，理解医学人文教育的发展、内涵与专属性特征，将有助于我们在教学实践中强化师生互动，更好地开展医学人文教育。

第一节　中西方医学人文教育的发展与变迁

一、西方医学人文教育的兴起与发展

正如本章开篇所言，如果不对历史阶段做出界定，那么医学人文教育可以追溯到人类社会早期和医学出现初期。有鉴于此，本书所讨论的医学，是指经历了"去魅化"之后的现代医学，因此本书所讨论的医学人文教育，同样是基于现代医学科学实践和现代医学教育体系的医学人文教育。现代意义上的医学首先是一门自然科学，具有可证伪、循证等最为基本的科学特征。但与此同时，现代医学已经深刻嵌入人类社会活动之中，因此也具有鲜明的社会特征和人文属性。医学领域的每一次技术变革，都得益于人类在科学技术领域取得的突破性成就；每一次发展转向，也都投射出人类社会在意识形态领域的认知变化。第二次世界大战后，医学技术研究和临床诊断治疗技术不断出现重大突破，医学的技术化、专门化甚至官僚化倾向愈发明显，医者和患者之间的人际互动和沟通交流逐渐让位于冷冰冰的信息传递，并且这种信息传递通常是单向度的，是从具有"技术优势"的医者向处于"技术弱势"的患者单方面"灌输"信息。与此同时，患者作为"人"的整体性特征逐渐被医疗仪器和诊疗技术消解为符号、数字和影像，病患个体的心理感受、情感需求以及重构正常社会关系的诉求被忽视，由此引发的医学伦理、法律和社会问题日渐凸显。罗森伯格将技术进步对于医学产生的负面影响形象地称为"诊断的暴政"，体现为简单运用技术语言来定义疾病，忽视疾病背后的社会文化因素和患者个体的心理感受，影响了对于疾病这种社会现象的解释和管理，也引发了社会的普遍不满。这种群体性的不满，使得现代医学在20世纪六七十年代受到了社会运动的剧烈冲击，这成为医学教育改革和医学人文教育兴起的社会历史背景。正如郭莉萍指出的那样："在民权运动的政治气候下，病人也意识到自己在医疗过程中的权利问题，要求自己的自主权受到尊重，更要求拥有平等地享有医疗资源的权利。病人的权利运动与同性恋权利运动、残疾人权利运动等共同对当时的医学本质、医学价值、医学模式和医学实践都提出了挑战"①。

医学人文运动既是民众对于"医学技术权力"的反抗，也在客观上促成西方国家的医学院校重新重视人文教育对于医学教育的重要性，开始普遍开设医学人文类课程。20世纪60年代，美国宾夕法尼亚州立大学和南伊利诺大学成立医学人文系。1969年，健康及人类价值学会（Society for Health and Human Values）成立，并于1971年成立了下属机构医学人类价值研究所（Institute on Human Values in Medicine），试图"通过改变医学教育而改革医学"。1982年，美国医学会医学教育委员会在《医学教育未来方向》报告中提出要加强医学生的人文和社会科学教育。1985年，美国医学院校协会要求将与医疗有关的伦理学和行为科学纳入医学院课程体系。到了1999年，75%的美国医学院校开设了医学人文课程，英国、日本等国的医学教育也开始逐渐向人文主义回归②。1993年，英国医学总会发布了《明日医生》报告，提出在主要医学院教学大纲中加入医学人文学科这一"特殊学习模块"，并建议将课程表30%的时间分配给该模块③。《牛津医学教育教科书》也指出，1993年发布的《明日医生》（GMC）提出，"语言、文学或医学史"模块的课程应该是面向医学生开设的选修课，但在2003年发布的GMC指南中，"已经要求学生必须完成一定比例的选修课"，认为总课程时间中应有四分之一到三分之一的时间用于学习选修课，而这些选修课中必须将三分之二的时间"用于学习与医学有关的学科，包括基于实验室的课程、临床课程、生物学课程、行为学课程、研究类课程或与医学有关的人文课程"。到了2009年的GMC指南中，虽然没有具体提及医学人文教育，但仍然建议使"学生通过深入探究所选科目，促进自身智力发展"，且这些课程所需时间不少于总课程时间的10%。《牛津医学教育教科书》特别指出，医学人文学习的潜在价值在GMC指南中的多处得到强调，具体而言是通过对临床沟通能力、职业素养和多样性的强调体现了对于医学人文的重视与肯定④。

时至今日，西方国家的医学人文教育体系已经较为完备，整合了社会学、经济学、心理学、逻辑学、伦理学等多种学科，普遍开设了"understanding your patient"（了解患者），"whole person care"（全人了解），"end-of-life care"（临终关怀）等人文类课程⑤。相关研究显示，国外医学院人文社会科学的课程占总学时的比例，美国、德国达20%～25%，英国、日本为10%～15%；在哈佛医学院规定的毕业总学分中，医学人文类课程的学分占比为25%，牛津大学医学院的

① 郭莉萍. 从"文学与医学"到"叙事医学"[J]. 科学文化评论, 2013, 10 (3): 5-22.
② 刘旭东, 张晓丽. 医学人文教育的起源、发展与现状 [J]. 西北医学教育, 2011 (6): 529-531.
③ 于澎涛. 国外高等医学教育中的人文教育概况 [J]. 中国继续医学教育, 2016, 8 (13): 10-12.
④ 沃什. 牛津医学教育教科书 [M]. 王维民, 译. 北京: 北京大学医学出版社, 2022: 267.
⑤ 牛磊磊. 国外医学人文教育的发展及其教学 [J]. 继续医学教育, 2012, 26 (1): 20-23.

这一比例也达到了 15%[1]。

在教学策略上，西方国家的医学人文教育主要沿袭恩格尔（George L. Engel）提出的"生物 - 心理 - 社会"医学模式（biopsychosocial medical model），致力于既培养医学生如何认识和掌握医学技术，又培养医学生如何理解和应对医学面临的复杂社会问题。德里克·博克曾在《美国高等教育》中指出，彼时美国医学院的教育质量"落后于时代"的一个重要原因，就是因为教师坚持通过传统的课堂教学形式给学生传授知识，这种方式已经不能适应医学的发展。因此，包括哈佛医学院在内的部分医学院校，开始"以问题为基础来安排课程"，减少医学生需要记忆的知识，而将教育重点转向教会学生如何发现医学知识、如何对复杂问题进行分析并做出正确判断，也即强调思考能力而不是记忆能力[2]。在上述教育思想和教学模式的影响下，哈佛医学院在 1985 年开始实行"新途径"（new pathway）的教学模式，采用"以器官系统为基础"（organ system based learning，OSBL）和"以问题为中心"（problem based learning，PBL）相结合的课程教学[3]，甚至在入学面试环节设置准入门槛，考查申请者包括人文素质在内的各种非智力因素，借以了解申请者对医学的热爱程度、集体协作能力、自信心和道德品质等重要素质[4]。

进入 21 世纪后，叙事医学（narrative medicine）开始在美国兴起，其在文学叙事和医学诊疗之间构建某种奇妙关联，通过指导医生或医学生书写"平行病历"等方式，实现对患者的"共情"（empathy），从而更好地处理"医生与病人""医生与自己""医生与同事"以及"医生与社会"的关系。目前，叙事医学已经成为西方国家开展医学人文教育的重要渠道。正如《牛津医学教育教科书》在论及"医学人文教育"时指出的那样，患者的叙事已经成为医学实践的重点，临床医生和医学专业的学生需要学习如何倾听和理解患者的故事，特别是理解患者是如何建构自己的故事，以更有效地减轻疾病所带来的困扰。现在看来，叙事医学的一个重要功能在于理解和解释疾病的"隐喻"，也即"患病和痛苦的自然语言"。而所谓的"共享隐喻"，亦即临床医生借助于同理心，通过与患者展开共情式交流，共同描述或展开一段结构清晰的叙事过程，为更好地开展医疗奠定基础[5]。关于叙事医学的研究和阐释，在本书第一章的研究回顾部分已经做了较为充分的展开，此处不再赘述。总之，叙事医学为西方国家的医学人文教育实践提供了新的路径

---

[1] Kosik R O, Fan A P, Ren Y P, et al. Medical humanities education in China：an exploratory cross-sectionalstudy [EB/OL]. http://www.thelancet.com/journals/lancet/article/PIIS0140-6736（18）32676-X/fulltext, 2018-10-26.

[2] 博克. 美国高等教育 [M]. 乔佳义，译. 北京：北京师范学院出版社，1991：73-74.

[3] 赵峻，张荣华，罗林枝，等. 美国哈佛医学院课程体系改革对中国医学教育的启示 [J]. 基础医学与临床，2016（6）：865-868.

[4] 王乾，文秋林. 哈佛大学与牛津大学医学人文教育的比较及启示 [J]. 黑龙江教育（高教研究与评估），2011（2）：70-71.

[5] 沃什. 牛津医学教育教科书 [M]. 王维民，译. 北京：北京大学医学出版社，2022：268-270.

与方法，同时也正在对中国的医学人文教育实践产生影响。

回溯西方国家医学人文教育的发展历程可以发现，医学人文教育活动大规模地集中出现是在 20 世纪 70—80 年代，这一历程恰好与发轫于 20 世纪 80 年代的医学人文研究高潮在时间上相吻合。在此期间，关于医学人文教育的学术研究和实践探索保持了高度一致，1974 年医学人文专业期刊《医学人文》创刊，成为了医学人文研究的重要学术阵地，强有力地推动了医学人文教育的发展。在本书看来，学术研究与教育实践在时间上的高度契合绝非巧合，这恰恰反映出医学人文作为价值观念和教育理念，对于医学教育实践具有强大的渗透力和影响力。通过对"唯技术论"（科学主义或技术主义）的反思和批判，医学人文价值观倡导在医学过程中体现人文关怀，这既是带有浓厚哲学意味的概念体系，也是在对医学现状进行批判和反思的基础上，形成了态度鲜明的价值取向和行动导向。

二、中国医学人文教育的发展概况

和西方国家类似，如果在一个更为悠长的历史维度中展开讨论，同样不难发现中国的医学人文思想同样具有悠久历史。在中国古代传统医学思想中，始终高度重视医术和医德兼修，实质上就是注重医学中的人文教化。孙思邈在《大医精诚》篇中提出，"精"（技艺熟练）和"诚"（品德高尚）是成为"大医"的两个关键条件[①]。韩启德教授在一次学术演讲中谈道："中国的传统医学在儒释道文化的基础上持续发展。儒家重视礼乐制度和人本思想，知识精英当中'不为良相，即为良医'蔚然成风，当时只要是读书人都要读医书，一般也都会看病。而以'人'为核心的人格培养，对中医伦理学和优秀医德的形成也产生了重要影响。道家向来崇尚养生，包括炼丹在内，构成了传统预防医学的重要内容"[②]。进入近代以来，在迅速接纳西方医学技术革新成果的同时，以北京协和医学院、北京大学医学部为代表的国内医学院校，较早在医学人文教育领域进行了探索。1925 年 6 月，协和医学院成立中文部（Division of Chinese），随即开设的医学伦理与法律、医学史、护理伦理等讲座课程，被认为是中国近现代医学高等院校里最早开设的医学人文课程。除了教学之外，协和中文部的教师还针对医学史和医学伦理学开展了专项研究。例如，当时在协和进修细菌学的李涛（1925 年毕业于国立北京医学专门学校，即现在北京大学医学部前身），编撰了《医学史纲》并开设了医学史课程。1943 年，李涛撰写了英文文章"中国古代医学伦理观"（*Medical Ethics in Ancient China*），在约翰·霍普金斯大学医学史研究所的《医学史通报》上发表，时至今

---

① 马晓玲，夏承伯. 医学人文课程历史回顾与经验启示 [J]. 包头医学院学报，2013，29（4）：98-100.
② 韩启德. 医学的温度 [M]. 北京：商务印书馆，2020：12.

日仍被引用[①]。再来看另一所医学院校。1946 年，北京大学医学院（北京大学医学部的前身）就已经开设了医学史课程，为学生提供从历史视角观察医学发展的路径，引导学生理解医学除具有知识和技术层面的意义外，还有文化、社会、价值等多层次意涵。

但就本书而言，我们所讨论的医学人文教育，并非前述伴随传统医学发展而逐渐形成的医学人文思想，而是特指随着现代医学技术革命而出现的现代意义上的医学人文教育。这种成规模、成体系、成建制的医学人文教育，在某种程度上也可以视为现代医学教育对于医学人文传统的回归。2000 年，原北京医科大学与北京大学合并后，依托综合性大学开展通识教育的良好基础，为医学生提供了更多接受人文教育的机会，并在培养计划中明确要求医学生入学后必须在北京大学本部先接受至少一年的通识教育。2014 年，北京协和医学院成立了人文和社会科学学院，下设医学哲学、医学历史和医学社会学系等教学科研单元，开设了人文和社会科学通识课程，探索医学人文课程和专业课程有机整合的教学模式。2018年，北京大学成立医学人文学院，下设哲学与社会科学系、医学人文系、医学史研究中心、美学与艺术教育中心等多个教学和研究单位，教师规模和研究领域不断扩大，课程设置、组织架构和制度安排日趋完善。近年来，叙事医学逐渐进入我国医学人文课程体系。在北医，研究者们设计了一项旨在培养医学生共情能力的干预型教学实验，结果显示干预前后医学生共情水平的均值及最低值都有所提升[②]。在协和、北医等医学院校的示范带动下，一大批国内综合性大学开始在医学部（医学院）开设医学人文教育课程，并将其作为医学生培养制度的核心内容。近年来，复旦大学基础医学院也开始在课程体系中设计医学人文教育的专门项目，积极探索在专业教育中开展人文教育的有效途径[③]。

目前中国的医学高等院校所开设的医学人文课程主要由三类构成：一是思想政治教育的必修课程；二是与医学人文精神有紧密联系的必修课程，如医学心理学、医学伦理学、卫生法学、社会医学、医学与哲学；三是与人文社会科学相关的选修课程，如大学语文、逻辑学、美学、艺术。据统计，2017 年 7 月至 2018 年 4 月，在 138 所中国医学院校的必修课程中，93 所院校开设了医学人文类课程。在这些课程中，开设最多的课程是医学心理学（临床心理学），占比为 77%，医学伦理学占比 72%，医患沟通课程的占比仅为 49%。该研究同时显示，目前中国高校的医学人文类课程在医学生的必修总学分中占比仅为 3% ~ 10%[④]。

[①] 张大庆. 中国医学人文学科的早期发展：协和中文部 [J]. 北京大学学报（哲学社会科学版），2011，48（6）：124-129.

[②] 郭莉萍，魏继红，李晏锋，等. 医学人文与共情 [J]. 中国医学人文，2015（10）：7-10.

[③] Liu Ye, Cheng Xunjia. An upcoming program for medical humanities education in Fudan University's School of Basic Medical Sciences [J]. Bio Science Trends, 2017（4）：1-2.

[④] Kosik R O, Fan A P, Ren Y P, et al. Medical humanities education in China：an exploratory cross-sectionalstudy [EB/OL]. http://www.thelancet.com/journals/lancet/article/PIIS0140-6736（18）32676 -X/fulltext，2018-10-26.

从实际效果来看，尽管以协和、北医为代表的一批国内医学院校逐渐跟上了医学人文教育的整体发展趋势，但依然存在医学人文教育课程比例较低、课程设置随意性大、教学内容实用性弱、师资力量薄弱等问题[1]。2015 年的一项调查研究显示，在国内 33 所综合性大学的医学院（部）中，仅有 7 所成立了独立的医学人文教学部门。在医学伦理学、医学心理学、卫生法学、医患沟通学、医学史、医学社会学和医学哲学 7 门医学人文核心课程中，部分院校仅开设了 1 ～ 2 门课程。在师资队伍方面，29 所综合性大学的医学院（部）提供了相关数据。统计结果显示，29 所高校共有医学人文教师 384 名，其中兼职人文教师就有 183 名（占比47.7%），占据了相当比例[2]。有学者认为，当前医学人文教育面临的困境主要体现在教育目标和教学效果两个方面。从教育目标来看，医学人文教育与思想政治教育混淆，"过分偏重于人文社会科学的政治服务功能、医术的立身与救治功能和知识的逻辑力量，忽视了人格的熏陶和职业的修为，疏离了医学职业中最为重要的温情与人道"，导致医学人文教育应该达到的目标不明晰。从教学效果来看，医学人文教育多偏重于"概念、范畴、理论原理、知识体系的讲授"，教学内容、方法和考核方式都较为陈旧，与社会现实脱节，"造成医学生走上临床岗位后，感觉所学人文知识对自己的职业生涯帮助不大甚至毫无帮助，这种感受反过来又影响了医学生对人文知识的学习与期盼"[3]。还有学者从运行机制方面考虑，认为医学人文教育受到条块分割的限制较为明显，缺乏整体协调机制；医学人文学的学科归属与划分尚未确定，使得教学和研究都处于尴尬境地，影响了教师的教学积极性和教学效果的发挥[4]。

第二节　医学人文教育的内涵探析

国内外学者对于医学人文教育的概念、内涵虽有不同界定，但基本上都试图从学科特征、课程设计、教育目标和教学策略等方面出发，给出操作化定义。这些界定比较全面地描述了医学人文教育的直观特征，但在深度诠释医学人文教育的独特内涵方面则显得不足。事实上，对于高度专业化的医学教育而言，人文教育之所以能够顺利进入其教育体系，与自身所具备的独特内涵有很大关系。因此，

[1] 刘旭东，张晓丽 . 医学人文教育的起源、发展与现状 [J] . 西北医学教育，2011，19（3）：529-531.

[2] 邹明明，刘虹 . 综合性大学医学院（部）人文医学教育教学组织状况调查报告 [J] . 医学与哲学，2015，35（7A）：19-23.

[3] 张俊 . 当下高等医学人文教育的困境与出路 [J] . 医学与哲学（人文社会医学版），2011，8（32）：64-66.

[4] 杜治政 . 关于医学人文教学几个问题的认识 [J] . 医学与哲学（人文社会医学版），2006，27（5）：5-9.

有必要从新的角度出发，对医学人文教育的内涵与特征形成更为深刻的理解。从医学人文教育的兴起和发展历程出发，可以梳理出理解医学人文教育内涵的两个关键维度：一是从考察医学史上"科学主义"和"人文主义"的关系入手，厘清医学重视人文—疏离人文—回归人文的变化轨迹，理解医学人文教育的生发背景；二是从调整与重构医学和社会的关系角度入手，将医学人文教育视作调整与重构医学和社会关系的重要手段，理解医学人文教育的现实必要性。

一方面，从关系史的角度来看，"正确理解医学人文精神和医学科学精神的关系是解读医学本质的基本前提"[①]。在中西方医学发展的早期，人文精神和科学精神两种价值追求是高度统一的，都强调人体的整体性，强调要尊重和实现人体与自然的和谐统一。在古希腊，希波克拉底认为"医术是一切技术中最美和最高尚的"。在古代中国，医学被称为"仁术"，医生被誉为"仁爱之士"，"悬壶济世"被视为高尚的道德境界[②③]。人文与科学在医学中的分化，是近代以来医学技术革新的直接产物。毋庸置疑，医学的突出特征在于科学性和技术性。特别是20世纪以来，西方医学在基础研究领域和临床治疗领域获得了一系列的重大突破，医学的技术特征更为凸显。医学技术的进步，改善了社会的整体福利状态，为人类获得更多福祉做出了巨大贡献。但技术进步本身，强化了现代医学"无所不能"的迷思，导致科学主义在医学中占据上风，医学教育也开始单方面重视对于专业知识和技能的培养训练。随着现代科技的兴起，医学在"祛魅化""去巫化"的过程中，科学主义开始占据上风，越来越注重通过高技术含量的诊疗技术和仪器设备来解决医疗难题，患者被消解为影像、数据和符号，医疗被异化为工具处置和技术处理的非人性化过程，医学的学科分类日臻细致，呈现出高度专业化、技术化的发展态势和自我封闭式的知识话语体系。面对医学新技术、新知识和新能力，"人的价值和尊严正经受着前所未有的挑战，技术理性的发展正在背离人文精神的需求，生物医学的迅猛发展为人类带来了始料未及的伦理问题"[④]。医学中"唯技术论"的泛滥，引起了包括医学界人士在内的广泛关注。

时至今日，仍有学者在继续批判对于医学技术的"迷信"和"崇拜"，认为这种"技术至善主义"导致现代医学发生了异化[⑤]。人们逐渐认识到，如果过于强调医学的科学特质而疏离其人文特性，在推崇医学技术与关注人类价值之间拉开鸿沟，会带来严重的价值困境和社会问题。卡伦认为，医学从根本上讲"是一种回应他人痛苦的努力"。因此，尽管医学诊断和治疗的能力有了极大提高，但"医生

① 刘虹. 论医学人文精神的历史走向 [J]. 医学与哲学，2002，23（12）：20-22.

② 马晓玲，夏承伯. 医学人文课程历史回顾与经验启示 [J]. 包头医学院学报，2013，29（4）：98-100.

③⑤ 张大庆. 论医学的人文精神 [J]. 山西大学学报（哲学社会科学版），2003，8（26）：20-24.

④ 郭莉萍. 从"文学与医学"到"叙事医学" [J]. 科学文化评论，2013，10（3）：5-22.

通常缺乏人性的力量，不能认识患者的困境，不能与他们共情……只靠科学性医学是无法帮助患者与失去健康作斗争并找到疾病和死亡的意义的"①。

随着社会发展，患者的权利越来越受到重视，要求医学实践和医学教育更多关注病理、生理以外的因素，包括引起疾病的社会文化因素、患者面对疾病的行为变化，以及其他有可能影响医学治疗效果的各种因素②。医学界普遍认识到科学和人文共同构成了医学的"双翼"，二者不可偏废。特别是随着医学模式由传统的生物医学模式向"生物 - 心理 - 社会"医学模式转变，人们更新了对于医学和健康的认识，更加注重医学的人文主义取向。在此背景下，医学界越来越认识到医学技术的局限性，认识到对医学生进行人文主义教育的迫切性，对于医学人文教育的重要性也形成了广泛共识。这些思潮推动现代医学向人文主义积极回归，医学人文理念逐渐得到重视，医学人文价值观逐渐形成并进入医学教育和诊疗领域，构筑起医学人文教育的基础价值体系。医学人文教育不仅培养了医学生的人文情怀，而且赋予他们使用人文方法化解复杂局面的能力，使得他们在走上医务工作岗位后，能够更加从容地面对来自他人和社会领域的挑战。

在本书撰写过程中，特别针对医学和医学教育中科学与人文的关系，对医学生进行了访谈。有的受访学生区分了科学和人文的区别和联系，认为：

> 科学更加理性客观，人文更加感性主观，二者互相矛盾又互相联系，缺一不可……如果缺少科学的严谨客观，就难以正确地为患者治疗疾病，医生职业也就失去了意义；如果缺少人文的感性，医生就变成了冰冷的学习机器和治疗机器，对医患双方的心理健康都不友好。（受访学生 CWL）
>
> 科学与人文是密不可分的。科学不能脱离人文，否则没有实用价值，也不能为人类社会提供帮助；人文也不能脱离科学，否则没有理论基础，无法使人信服。一名合格的医生需要具备过硬的专业知识与良好的医学人文素养。（受访学生 YZY）

从这些观点可以看出，随着医学人文教育的深入开展，在医学生群体中也形成了这样的认知：科学和人文应该而且必须在医学、医学教育和医学人才培养中实现统一。这种认知和医学界的共识是一致的，也反映出在医学专业教育中强调人文教育，不仅是学者和教师的共识，也在一定程度上成为了医学生的共识。从这个意义上讲，本书多次强调，医学人文是一套不断更新的价值取向和行为规范。作为价值取向，医学人文对于医学的本质、目标和意义做出了"质的规定性"，明确了医学所必须具有的人文主义价值取向。作为行为规范，医学人文要求医务人

---

① 卡伦. 叙事医学：尊重疾病的故事 [M]. 郭莉萍，译. 北京：北京大学医学出版社，2015：iii，3.
② 郭莉萍. 从"文学与医学"到"叙事医学"[J]. 科学文化评论，2013，10（3）：5-22.

员具备同情心和共情能力，在医疗过程中注重与患者的有效沟通，体察患者的心理状态，从患者的身体、心理和社会背景出发进行综合性的诊治。总之，医学人文已经不再是单纯的医学理念，而且成为了医学实践必须遵循的行动指南。

另一方面，综合国内外历史经验和社会现实，可以发现一个共同议题：随着社会发展，民众要求获得具有更多人文关怀的医疗服务。面对来自社会的强烈期待和变革要求，医学有必要强化社会属性和社会功能，妥善处理医学情景与患者情景的冲突，这是社会发展的必然要求。默顿就曾敏锐地指出，医学已经从医生和患者之间通常意义上的诊断——治疗关系，演进为当今社会的主要制度之一，并对医学院校和医学教育产生了巨大影响。"直接涉及疾病预防、疾病治疗和卫生保健的组织，现在已形成了一个宏大的制度复合体，组成了一个包括各类人员、组织和设施的相互依赖的整体……处于这一大型的、不断发展的制度复杂体中心地位的是医学院和实习医院，这是医学所依赖的科学知识发展的中心，是实践医疗方式进步的中心，当然也是培养未来的医生的中心。作为这一大型的制度系统中的一部分，医学院不能不受到这一系统中其他方面所发生的事件的影响。更进一步说，医学院总是不断受到变化的社会需求和期望的影响"①。

默顿在数十年前就已观察到的社会现象，如今依然存在。在当今社会，医学甚至面临着更为尖锐的质疑不满和更为急切的社会期待，人们一方面要求医学技术更加发达，能够治愈更多疾病；另一方面又对所能获得的医疗服务感到不满，要求医学诊疗更加人性化，更多关注病患的内心世界。乐普顿就将这种"健康和疾病的问题"却同时"裹附着争议、矛盾和情感"的社会现象表述为医学中"冲突的悖论"②。

通过对当今中国社会现实的观察也可以发现，随着社会主要矛盾的表现形式转向人民群众日益增长的美好生活需要和不平衡不充分的发展之间的矛盾，医疗领域正在发生深刻变化，突出表现为民众"不仅需要解决治病的问题，还要解决对他们的关怀问题"。但是，现实观察同时提醒我们，持续增长的高质量医疗需求与医疗现状之间依然存在差距。有研究指出，"医疗丑闻"和"医患之间的误解"可以在很大程度上归因为医学人文教育的缺失。也有学者表示，目前的医学过多关注科学元素，导致人文思想缺失，是造成中国社会医患矛盾的主要原因。此外，不断爆发的医患矛盾也使得人们更加认识到，医学不仅处理的是身体与疾病，更涉及人际关系的调整和处理。因此，迫切需要采取有效手段，消除医患之间的交流冲突，调和"医学声音（voice of medicine）"和"生活世界声音（voice of life world）"，也就是"医生情景"和"患者情景"之间的冲突，实现真正意义上的医

① 默顿. 社会研究与社会政策 [M]. 林聚任, 译. 北京：生活·读书·新知三联书店, 2001：158.
② 乐普顿. 医学的文化研究：疾病与身体 [M]. 苏静静, 译. 北京：北京大学医学出版社, 2016：3.

患人际沟通。从这个意义上讲，社会发展对医学人文教育持续形成强烈期待，而医学人文教育的独特价值在于面对紧张的医患关系、剧烈的社会冲突以及公众对医疗服务和医学教育的强烈不满时，倡导让医学回归人文主义的本源，将医疗转变为对人的整体性关怀和治疗过程，强调通过新的教育策略来培养医学生的人文情怀和人文素养，试图以此重构医学与社会的关系。医学人文教育的发展，推动医学教育在培养目标、组织结构、制度安排等诸多方面做出重大调整，其根本目的也是赋予医务工作者妥善处理医学与社会关系的能力，从而更好地应对社会现实需要。医学人文教育既是医学发展转向和医学教育变革的重要组成部分，是医学和医学教育为回应社会期待而做出的重大调整，其自身也表现出鲜明的社会属性和社会功能。

综上所述，不宜对医学人文教育的涵义做出简单界定，而应将其置于技术革新和社会发展的大背景下，既将医学人文教育视作医学人文价值观驱动下的独特教育实践，又将其视为对社会现实的回应。在技术革新、社会运动和学术思潮的共同推动下，医学人文价值观作为教育理念进入医学教育实践，医学人文教育率先从西方国家高度专业化的医学教育中生发出来，逐渐由一种反思性、批判性的教育活动演化为医学教育情景下特定的制度安排和政策实践，成为医学教育不可或缺的重要组成部分。据此，可将医学人文教育理解为医学人文价值观与医学教育实践的结合，它是在充分适应医学技术迅速发展的前提下，以培养兼具科学精神、专业技能和人文情怀的医学人才为目标，促进医学教育从单纯强调科学教育到实现科学与人文的相互融和，从而系统性地解决医学与社会紧张关系的新的医学教育模式。

第三节　医学人文教育的专属性特征

国内外学术界和医学界都对于随着医学技术发展而出现的"技术至上""技术至善"等论调进行了深刻反思和批判，一再告诫医务人员和民众要警惕医学向单纯技术的过度倾斜。这就启发我们，可以从工具理性和价值理性两个维度来理解医学人文教育。在工具理性层面，医学人文教育主要是传授包括医患沟通、医学法规、医学伦理准则等在内的实用知识和技巧，这些工具性知识直接与具体的医疗活动相关。在价值理性层面，医学人文教育主张引导医学生从整体角度去理解生命、健康、医学，真正地在人文上对患者施以关怀。关于工具理性和价值理性的二分法，我们一般会追溯和联想到马克斯·韦伯关于"社会行动"的研究。在韦伯看来，工具理性侧重于技巧、技能，价值理性则是更为根本性、宗旨性的追求。事实上，医学人文教育在工具理性层面的技能训练，还并非真正的人文关怀，医学人文教育最终还要上升到价值观和价值规范层面。在默顿看来，正因为"患者是人"的医学传统价值观念没有得到很好的遵守，才很有必要通过有目的性的教育活动去抵消这些倾向。这个"有目的性的教育活动"，就是医学人文教育。由此可见，医学人文教育更为核心与根本的追求，是通过有效的教育教学活动，将医学人文价值观"内化"到医学生心中，从而为他们以后的医学职业生涯做好人文方面的准备。

沿着上述逻辑，医学人文教育在实践中会形成若干颇具特色的专属性特征。比如，医学人文教育有狭义和广义之分。前文已经论及，狭义的医学人文教育是指面向医学生开设的以正式课程为主要形式的人文教育，这些课程包括医患沟通、医学法律、医学伦理、医学史等课程。在医学院校自身条件许可的前提下，这些课程还应当包括音乐、文学、体育、艺术等，从而全方位提升医学生的人文素养。大量的教学实践已经证明，文学和音乐同样能起到医学人文教育的作用。文学进入医学，就是21世纪初兴起的叙事医学；音乐进入医学，就是已在西方国家受到广泛关注的音乐治疗。广义的医学人文教育，则不仅包括在医学人文价值观指引下，综合运用人文学科和社会科学的知识与方法，在校园内外开设的医学人文教育活动，也包括与之相关的一系列制度化安排与设计。这就决定了医学人文教育具有强调人文关怀、回归人文传统、注重学科融合等多重特征。又如，我们发现很难对医学人文教育的实际效果做出量化评价。这是因为医学人文教育不同于专业技能教育或者技术培训，医学人文教育的效果是逐渐显现出来的，特别是在医学生毕业之后的从业生涯中显现出来的。医学人文教育是"人"的教育，是"心"的教育，而不是单纯的"技术"教育。虽然医患沟通技巧等课程也强调技巧训练，但这种技巧训练的效果，最终还需要在一个长期的实践中加以验证，并且会受到诸多外在不可控因素的影响。这就决定了医学人文教育的功能和效果是长期的而非短期的，是隐性的而非显性的。据此，本书归纳了医学人文教育最为重要的如下特征。

一、回归人文主义

科学主义和人文主义是医学中两种最基本的价值观念，也是人们在认识和看待医学时形成的两种思潮。在现代医学教育从经验教育向实践教育转变的过程中，科学与人文很少出现过统一[①]。特别是随着现代医学中"技术至善主义"（"唯技术论"）的出现，科学主义思潮一度占据上风，人文主义思潮被排斥到次要位置，医

[①] 刘旭东，张晓丽. 医学人文教育的起源、发展与现状 [J]. 西北医学教育，2011，19（3）：529-531.

学院致力于把医学生培养成为推崇技术工具的科学家医生（scientific physician），"这种教育培养出来的医学生们理所当然地认为病人就是具有异常的身体、放射学和实验室检验指标的客体……医学生对病人的主观感受、他们对自己和病人处境的理解都被忽略了"①。这种状况引发了医学界的反思和民众的不满，在西方国家率先引发了医学人文运动，推动医学人文价值观进入医学教育体系，从开设一些基础性的医学人文课程开始，医学人文教育逐渐发展起来。从这个历程来看，医学人文教育的兴起和发展，在很大程度上得益于人文主义思潮的推动。

人文主义是医学人文教育的根本特征。回归人文主义价值本原、充分体现现代医学的人文关怀是医学人文教育最重要、最鲜明、最根本的特征。韩启德教授认为，现代医学除了科学属性，还包括人文属性和社会属性。其中，医学的人文属性可以归纳为以下三点：一是医学的价值既有客观标准，又有主观标准；二是医生既要治病，又要治心；三是医学有边界②。现在看来，我们可以在此基础上进一步拓展出医学人文教育的人文属性和人文特征，一是主张医学价值判断的多元化，并且更侧重于强调医生和患者双方经由沟通互动而共同形成的价值判断和主观偏好；二是主张医疗诊治的多重功能，并且更侧重于强调对病患的尊重和关爱，实现身体与心灵的双重疗愈；三是主张医学技术是有限的，并且更侧重于强调和承认医学技术进步与诊疗能力有限之间客观存在的矛盾，反对将医学权威和医学技术"神化"。

从教育哲学的层面看，约翰·杜威（John Dewey）认为人文主义的根本意涵是指"对人类的兴趣充满明智的感觉"，强调学习的终极价值在于增进对生活价值的关心，进而产生对社会幸福更大的敏感性和推进社会幸福的更大能力，这也即是杜威主张的"具有人本的学习"③。在主张人类社会知识体系的根本价值在于人类关切和人文关怀这一点上，杜威的观点与康德的哲学体系高度一致。康德也认为，人类最基本的关切体现为人是目的而非手段，这是一切人类知识的中心关切④。医学人文教育充分体现康德哲学和杜威的教育哲学理念，继承并发展了人文主义这一医学教育的传统领域，主张将患者视为完整的、有尊严、自由、情感和差异化需要的独特个体，而不是被医疗设备和诊断技术分割的冷冰冰的机体组织、送检物品、影像数据和检测报告，呼吁医学界要高度警惕向医学技术主义倾斜的危险改变。在教学中，医学人文教育倡导将人视为"理性的存在者"，提倡尊重病人天性，保持对生命的敬畏和对文化的尊重，要求在医疗诊治过程中投入理解患者的个性化诉求，合理介入医患关系，尽可能地实现对患者的整体性关怀。在医学

① 郭莉萍. 从"文学与医学"到"叙事医学" [J]. 科学文化评论, 2013, 10 (3): 5-22.
② 韩启德. 医学的温度 [M]. 北京: 商务印书馆, 2020: 26-34.
③ 杜威. 民主主义与教育 [M]. 王承绪, 译. 北京: 人民教育出版社, 2001: 306.
④ 韩水法, 通识教育与人类关切 [J]. 中国医学伦理学, 2018, 31 (4): 501-503.

技术不断进步的情景下，医学人文教育始终坚持以人为中心，努力将人文元素注入高度技术化的医学实践，倡导将细致的学科分类转化为具有内在逻辑关联的学科体系，有意识地引导医学生考虑疾病中的家庭、社区和社会因素，保持对生命的敬畏和对文化的尊重，增进在微观社会系统中开展医患沟通的能力，学会对患者的投入式理解和整体性关怀，以此化解医学与社会的结构性冲突和普遍性焦虑。进入 21 世纪后，叙事医学成为新的发展导向，致力于培养临床医生和医护人员吸收、解释并被疾病故事所感动的"叙事能力"，进而能够以共情的方式倾听病患倾诉，理解他人境遇，开展叙事治疗。这些新的教育理念充分体现了情感、人性、关爱、理解等人文元素，丰富并发展了医学人文教育的人文内涵。

二、调整社会关系

疾病本身是复杂的，不仅是单一的生理性问题，而且蕴含着丰富的社会因素。医学所需要面对和处理的，从来都不是单纯的疾病问题，而是更为复杂的社会现实。韩启德教授将医学的社会属性归纳为三个方面：一是医学与社会经济的发展水平紧密相关，并与生活方式、生活环境、社会环境、经济环境等因素共同影响和决定了人们的健康状态。二是医学技术发展要顾及社会伦理，特别是考虑到人们对于医学发展的享用程度受到身份、社会地位的明显影响，因此要格外重视医学技术发展对于社会公平的影响。比如，某种新的医学技术可能因为昂贵的价格，并且未能纳入医保，从而只能供富人或者有权势的人享用，这就反而导致了新的社会不公。三是资本驱动医学技术的发展。资本一方面能够刺激市场活力，为医疗技术发展提供更多财力；另一方面也可能导致过度诊断和治疗，加重患者的经济负担[①]。

现在越来越多的学者认识到，医学本质上是关系性医学，致力于处理人与人、人与社会的关系，因此具有鲜明的社会属性和社会功能。医学史学家亨利·西格里斯（Henry Ernest Sigerist）就认为，医学本质上处理的是个体与社会的关系问题，医学的范围已经从两个个体之间的私人关系，迅速转变为一种社会体系，成为社会福利体系链条的一个环节。在与疾病斗争的过程中，医生使用的是自然科学方法，但其目标是确保个人调整以适应社会，或者是对那些因病退出社会的人进行再调整；因此医学实际上是一门社会科学，医学的目的是社会性的[②]。国内学者也指出，"按照医学社会学的观点，健康与疾病不仅仅是一个医学的概念……还应该包括人们所处的那个社会环境、人们的社会行为取向及其方式对他们自身身

① 韩启德. 医学的温度 [M]. 北京：商务印书馆，2020：34-36.
② 西格里斯. 医生在现代社会中的社会角色与社会地位 [J]. 徐明明，译. 社会福利. 2015（11）：1-5.
③ 王召平，李汉林. 行为取向、行为方式与疾病——一项医学社会学的调查 [J]. 社会学研究，2002（4）：66-76.

体状况的影响"③。作为医学发展转向和医学教育改革的产物，医学人文教育放大了医学的社会属性和社会功能，能够更加有效地调节和重构多种社会关系。卡伦就曾指出："医生的直觉是把复杂的事情简单化，而患者的直觉是把简单的事情复杂化，于是这两种情景就产生了冲突。医学还原主义限制它所要看的东西，把患者繁芜生活中与疾病的生物学现象无关的东西统统剔除，可以说医学是去隐喻化的，在这种冲突中牺牲的是患者生活的独特性"。卡伦赞同在西方国家兴起的"以患者为中心"的医疗运动，认为这正是对"狭隘的医学情景"的回应，"强调在医疗卫生的全过程中要囊括患者的视角和要求，尊重患者的选择，关注患者对疾病信息和教育的渴求，鼓励患者家属和朋友的参与，保证治疗的连贯性和合作，直面疾病中的情感因素"。她还援引了哲学家弥迦·海斯特（Micah Hester）的观点，认为疾病剧烈地撕裂了患者生活中的关系，因此医疗必须"把建立和维护患者的社群关系提升到重要的位置"，这也正是叙事医学所重新定义的医学和生命伦理①。2019 年 7 月，杨晓霖等国内学者在北京大学医学人文学院主办的"2019 叙事医学高峰论坛"上提出，相比于"以患者为中心"而言，"以关系为中心"可能更为重要。这里的"关系"通常包括医生与社会、与病人、与同事以及与自己的关系，并认为处理好医生与自己的关系、实现与内心的协调和有效沟通最为重要，是处理好其他三组关系的基础。

综合前述论断，我们可以认为，医学人文教育的一个重要专属性特征和社会功能就是调整社会关系。这里的"调整"至少包括以下两个方面的含义。首先，医学人文教育有助于调整病患和社会的关系。医疗诊断的一个重要功能就是将病患个体和社会体系连接到一起，诊断不仅是科学和技术，更是一种社会协商的重要机制。罗森伯格和卡伦都认为，现代医学所面临的困境，在很大程度上体现为医学技术最多只能解决生理性问题，却无法有效地帮助患者重新回归社会。在这方面，医学人文教育可以帮助医学生掌握特殊的技能方法，在开展医疗服务的同时，帮助患者重新发现自己的社会价值，从而在社会关系和社群中找寻到属于自己的位置。其次，医学人文教育有助于调整医学和社会的关系。面对紧张的医患关系、社会冲突以及公众对医疗服务和医学教育的不满，医学人文教育倡导将医疗转变为对人的整体性关怀和治疗过程，赋予医务人员妥善处理医学与社会关系的能力，以此重构医疗与社会的关系。在重新建构医学与社会的关系方面，默顿还专门强调了医学教育对于医学生实现"社会化"的重要意义②。依照默顿的观点，医学人文教育在重构社会关系方面的一个重要作用，就是实现医学生的"社会化"，让他们不仅能掌握医学专业知识，而且能掌握医学专业中所不可获取的人文知识和价

---

① 卡伦. 叙事医学：尊重疾病的故事 [M]. 郭莉萍，译. 北京：北京大学医学出版社，2015：35，296-297.
② 默顿. 社会研究与社会政策 [M]. 林聚任，译. 北京：生活·读书·新知三联书店，2001：216.

值态度，从而更好地获得"社会认可"。

三、融汇多种学科

杜威认为，教育应该从人文主义的科目和自然主义的科目之间密切的相互依存关系出发，克服二者的分离，实现科学教育与人文教育的结合。医学人文教育是一种跨学科的教学体系，旨在借助文学、艺术、哲学、伦理等不同学科的智识优势，研究疾病和医患关系，以达成医学教育的目标，并帮助医学生更好地认知和理解医生这一特殊职业[1][2]。

医学人文教育整合了人文主义与科学主义两种价值取向，引入并融汇了多个学科的概念、理论、方法与知识体系，其中最主要的是哲学、法律、历史、心理、伦理、文学、艺术（音乐、美术）等社会科学和人文学科。现在，医学人文教育的多学科、跨学科特征（interdisciplinary）已经得到了广泛认可。多学科知识的进入、渗透和融合，提供了多样化的教育资源和教学手段，有助于平衡科学主义在医学中的统治力[3]，调和医学教育中科学科目与人文科目的冲突与疏离。张大庆认为，医学人文学是一个多学科与跨学科的研究领域，涵盖了人文学科、社会科学和艺术[4]。例如，西方国家的医学人文教学活动通常包括医学人文社会科学知识、能力、方法、道德理性等，并综合运用多种教学方法。以文学艺术教学为例，有的指定学生阅读文学作品，按文学作品的描述做出医疗决策；有的开展小组讨论、写作训练或者课堂讲授，还有的采取更为直接的角色示范活动。西方医学院校还非常注重情景化教学，邀请癌症患者、器官移植接受者、艺术家以及志愿者参与教学活动，使人文教育的知识结构和教学形式更加丰富[5][6]。

在关于医学人文和医学人文教育的学术研究领域，也越来越倾向于综合运用多学科的知识体系，诠释和建构医学人文教育的策略框架。比如，将叙事研究用于医学人文教育实践时，就通常会综合运用文学、艺术等多种学科。北京大学医学人文学院和北京大学第三医院的研究者们在开设"叙事医学"课程时，通过挖掘《红楼梦》《东坡志林》《李时珍传》等中国传统文本中的叙事元素，整体设计了叙事医学与传统文化导论、疾病叙事、医疗叙事、中药叙事、养生叙事5课共16个

[1] Shankar P R. Medical humanities [J]. Journal of Medical & Allied Science, 2011, 2 (1): 26-28.

[2] Shapiro J, Coulehan J, Wear D, et al. Medical humanities and their discontents: definitions, critiques, and implications [J]. Academic Medicine, 2009, 84 (2): 192-198.

[3] Sklar D P. Health humanities and medical education: joined by a common purpose [J]. Academic Medicine, 2017, 92 (12): 1647-1649.

[4] 张大庆. 医学人文学: 从多学科走向跨学科 [J]. 中国医学人文评论, 2008 (2): 1-6.

[5] 余仙菊. 发达国家医学人文教育给我们的启示 [J]. 广西高教研究, 2002, 2 (1): 109-110, 95.

[6] 孙鹏. 医学生人文素质教育体系构建研究 [D]. 重庆: 第三军医大学, 2012.

学时的课程，在跨学科、多科学的教学探索上做出了尝试①。现在的医学人文教育已经开始广泛使用"叙事"（narrative）和"生活故事"（life story）的分析概念和研究工具，以此增进医学人文教育的吸引力、创新性与实际效果。叙事研究泛指"任何运用或者分析叙事资料的研究"②，这些对象资料以故事、访谈、讲述、札记、信件、日记等多种方式呈现，其背后隐含着人们独有的情感、体验和主观诠释，再现了叙事者的世界观，也因此成为研究者理解叙事者的绝佳入口。对于医学人文教育而言，引入叙事研究方法，将叙事医学与医学人文教育结合起来，不仅能够更为有效地培养医学生的共情能力、理解能力和人文能力，而且也很好地体现了医学人文教育开放包容、兼收并蓄的多学科特征。

四、注重隐性功能

医学人文教育的"隐性功能"，不同于我们所熟知的默顿提出的"潜在功能"。默顿区分了"显在功能"和"潜在功能"两个概念，认为前者是被人们所预先设想、设计和认识到的功能，后者是未被人们预想到或认识到的客观结果。本书所指的隐性功能，是指医学人文教育的功能和效果，一般不是显露出来被人感知的，而是隐含在医学生和医务工作者的具体行动和人际互动之中。拉维·尚卡（Ravi Shankar）提出，医学人文教育具有重要的非工具性功能（non-instrumental function），能够促进医学生的全面发展（general development）。与医学专业教育或者其他类型的教育活动相比，医学人文教育在教学实践中更多地关注共情、态度、行动和理念等非技术性因素，强调"患者中心主义"（patient-centeredness），其过程和效果很难被直接观察和测量。例如，艺术教学能够帮助医学生深刻洞察个性化的人类体验，文学教学则能够增进医学生对不同人生经历的思考，这对于那些具有有限人生经验（limited life experience）的医学生而言尤为重要③。在国内外的医学人文教育实践中，还非常重视通过校园文化活动和社会志愿服务等外展式教学活动，实现对于课堂教学的有效补充，共同提升医学生的人文素养。可以想见，上述教育过程将会缓慢而直接地作用于学生心灵，在潜移默化中发挥教化功能，引导学生从心灵、思想、认识上首先发生转变，进而才对于未来的从医实践产生持续而深远的影响。

关于这一点，有学者在关于医学人文教育的策略研究中专门强调了"隐性课程"的重要性，认为医学人文教育实践不是简单地传授知识和技能，更重要的是

① 李远达，黄蓉，王春勇，等. 叙事医学与传统文化课程思政教学探索 [J]. 叙事医学，2022（5）：371-380.

② 利布里奇，图沃-玛沙奇，奇尔波. 叙事研究：阅读、分析和诠释 [M]. 王红艳，译. 重庆：重庆大学出版社，2019：3.

③ Shankar P R. Medical humanities [J]. Journal of Medical & Allied Science, 2011, 2（1）：26-28.

通过无所不在的隐性课程，传授日常生活而非正规教育中的"黏滞知识"，以此来实现医学生的社会化[1]。这种教育理念，与默顿所强调的通过师生互动和日常生活中的互动来实现"医学生的社会化"有异曲同工之妙。总之，对于医学这样一个高度重视实验数据和纯粹技术的学科而言，加入人文这种抽象化、理念化的元素，是对医学教育理念的颠覆性改变。与医学专业教育或者其他教育类型相比，医学人文教育的独特性体现为"雕琢"和"形塑"学生心灵，是一种持续性、养成性的教育活动，其教育效果在短时间内很难得到直接显现和量化评估，更多的是通过医学生在医患关系处理和未来从医实践中逐渐得以彰显和生发，其功能是隐性而非显性的。

五、依赖师生互动

教育心理学的重要代表人物爱德华·李·桑代克（Edward Lee Thorndike）认为，"人类之所以能学习，是因为在现代文明社会中，任何有学习能力的人身上都形成了一个非常精细而复杂的联结系统。学习就是联结，是发生在人脑中的一个心象与另一个心象之间的联结"[2]。桑代克的联结主义学习理论与本书所关注的师生互动具有思想上的共通性。任何一种教育情景从本质上讲都是人际互动，是在特定情景下人与人之间的交流互动。如果我们将处于同一个医学人文教育情景中的师生所具有的心理功用抽象出来，那么，这些分属于不同个体的心理功用就会通过附着于具体的教学活动，实现相互联结并产生相互影响。在一个由教师和学生等多人共同构成的关系网络中，这些相互联结和相互影响的状态是复杂的，对于身处其中的每一个个体而言，"他者"的存在都会对自己的认知、态度和行动产生影响，从而增强或削弱已有的关系联结。默顿在开展医学教育社会学的相关研究时指出，师生之间的互动是医学生实现"社会化"的重要途径。作为医学教育的重要组成部分，医学人文教育的主要功能在于教育医学生习得医学职业规范，并且学会去处理这种规范和社会现实之间存在的冲突。医学人文教育强调通过场景化的教育活动，将学生带入特定情境，以实现对于人文价值的诠释、理解和吸纳，从而进入并影响学生的心灵。从这个意义上讲，医学人文教育在"使社会化"方面所发挥的作用，是其他医学专业教育所不能比拟的。也正是因为这个原因，医学人文教育在实践中要比其他医学专业教育更注重建立起稳固的师生互动和稳定的师生关系联结。

从医学人文教育的实践经验以及本书所获得的经验资料来看，医学人文教育之

---

[1] 燕娟. 美国医学人文教育模式对我国的启示 [J]. 中国医学伦理学，2017，6（30）：689-692，746.
[2] 杨鑫辉. 西方心理学名著提要 [M]. 南昌：江西人民出版社，2013：89.

所以没有很好地实现预设目标，一个相当重要的原因就在于教师和学生在进入医学人文教育情境后，没有实现有效互动，未能建立起持续稳定的强关系。如果我们将医学人文教育活动中的"师"和"生"视为社会关系网络中的不同"节点"，那么"节点"和"节点"之间的关系特征，决定了不同的连通状态，进而将直接影响教育效果。这就意味着建立师生之间的有效连通、实现理念的有效传递对于医学人文教育的效果具有决定性意义。这种连通性的获得，必须是通过医学人文教育活动而不是其他路径来实现。在医学人文教育中，师生或许是彼此陌生的孤立个体，或许在其他场合形成了强关系或弱关系。但无论之前的关系类型、强度和方向如何，都必须通过医学人文教育重新实现连通。如果不具备师生互动和相互连通这个先决条件，就意味着在医学人文教育的特定情境下，教学双方是隔绝的，教育效果也就无从谈起。目前国内开展医学人文教育的困境主要表现为师生互动和有效连通不足：在教学环节，施教与受教脱节，医学人文理念在师生之间未能实现有效连通；在实践环节，医师接受的人文教育难以转化为具体的诊治行为，人文理念和关怀行动在医患之间也未能实现有效连通。未来医学人文教育要着重解决师生互动和关系连通问题，这将成为提升医学人文教育效果的关键。

需要强调指出的是，对于上述五个特征中的前四个特征，即坚持人文关切、重构社会关系、融汇多种学科和注重隐性功能，在已有研究成果中都有提及，有的学者还对其中一些特征作了较为深入的研究。但是，在现有的医学人文教育研究成果中，较少见到关于师生互动的关注和讨论。有的研究尽管讨论了教师和医学生对于医学人文教育的认知和评价，但并未将教师和医学生两类行动者联系起来进行分析。但无论是日常的经验观察还是访谈资料显示，都可以发现师生互动和关系联结状态对于医学人文教育的开展情况和实际效果产生重要影响。这既是解释医学人文教育效果不佳的重要原因，也是改善医学人文教育效果的重要途径。

从"强调师生互动"这一特征来看，医学人文教育这种独特的教育模式非常类似于默顿所推崇的"知识的口传"。默顿认为，"不管是在无文字或口述文化中，还是在书写文化以及印刷文化和现在的电子文化中，口头发表都是传递知识的主要媒介……因为这种教学方式，师生关系密切，效果自然比其他方式更大"[①]。这种模式特别强调在师生之间建立起有效且持续的强互动，以此保证教育效果。对于这个问题的思考，还可以从医学人文教育所具有的教学独特性上获得支持。尽管罗纳德·巴尼特（Ronald Barnett）认为，"无论初等教育、中等教育，还是成人教育，教育情境都是一种人际互动——人与人之间的交流"，从这一点上来看，高等教育和教育系统的其他阶段相比，并无特殊之处[②]。但巴尼特的观点依然强调

---

① 林聚仁. 林聚仁讲默顿 [M]. 北京：北京大学出版社，2010.
② 巴尼特. 高等教育理念 [M]. 蓝劲松，译. 北京：北京大学出版社，2012：197.

了人际互动广泛存在于所有教育形式之中，这表明人际互动对于教育的意义和作用是具有普适性的。

　　在此基础上来审视医学人文教育，就会发现与医学专业教育或者其他类型的教育活动相比，医学人文教育对于师生互动的要求更加迫切而紧要。一方面，医学人文教育是一种养成性的教育活动，需要将学生带入特定情境中，持续发生"移情"和"共情"，而不是简单地传递和灌输知识点。另一方面，医学人文教育的效果很难得到直接显现，在绩效表现上是隐性大于显性，更多的是通过医学生在未来的人际交往、医患关系和从医实践中，逐渐得以彰显和生发。对于医学这种高度重视实验数据和纯粹技术的学科而言，加入人文这种抽象化、理念化的元素，是对"还原论"支配下的医学教育理念的颠覆性改变。因此，医学人文教育是一种持续发生的、养成的、隐性的教育活动，这就意味着建立师生之间的有效互动和强关系、实现理念的有效传递对于医学人文教育效果具有重要意义。因此，选择从师生互动的角度来研究医学人文教育的有效性问题，既是一条新的研究路径，也是一条能够得到现实支撑的研究路径。

第四章　疏远型学生与师生互动缺失

　　本书将从本章开始，用总共三章的篇幅来分别讨论三种不同类型的师生互动。这三种类型的师生互动都发生在医学人文教育这一特定的教育情景之中，但各自具有不同的表现特征和行动逻辑，也因此对最终的教育教育效果产生了不同影响。此前在谈论本书研究框架时业已指出，在形成和发展师生互动的过程中，学生基于情境定义而形成的认知和态度发挥了关键作用，师生之间之所以会形成不同的关系联结，也取决于师生在同一个教育情景下所采取的互动行为。按照学生和医学人文教育的"亲近"程度进行综合判断，可以将学生划分为疏远型、中间型和亲密型三类。在所访谈的医学生中，疏远型学生约占 25%，中间型学生约占 60%，亲密型学生约占 15%，三种类型在数量上呈现"类正态分布"状态，居于两侧的疏远型和亲密型相对较少，处于中间状态的学生数量最多，这也与我们的直觉判断是吻合的。需要注意的是，本书仅对师生互动的两类行动主体中的医学生群体进行了类型划分，这主要是基于以下考虑：首先，经由经验观察，可以发现医学生群体内部出现了分化，这种分化主要表现为医学生对于医学人文教育的认知和态度存在类型差异，而这种差异直接影响了师生互动的强度和效率。其次，相比于医学生而言，从事医学人文教育的教师并未发生明显的内部分化，教师对于自己所从事的职业能够较好地保持投入，形成较为稳定的职业认同，这些都可以在经验观察中得到验证。鉴于此，本书认为对医学生进行类型划分是有意义的。而教师的态度、认知和行动，可以被视为外生给定（given）因素，不再纳入模型所考察的范围。当然，这也有利于简化分析，以保持理论和理论的简洁性。

第一节　疏远型学生的认知和态度

　　所谓"疏远型"，是指这一类型的学生对于其所接受的医学人文教育，呈现出疏远、疏离或者不亲近的状态。通过访谈和参与观察，可以归纳出疏远型学生对于医学人文教育的认知、理解和态度具有如下特征。

第一，对于医学人文教育缺乏基本认知。通过访谈发现，疏远型学生对于医学人文教育的概念、内涵、意义、特征等要素，几乎是完全不了解或所知甚少。当被问及是否听说过医学人文教育或者是否知道什么是医学人文教育等问题时，这一类型学生的回答基本上都是"从未听过""不知道"或者"不清楚"。有学生明确表示："我从未听说过医学人文教育，也没有听说过叙事医学"（受访学生 JCL）。这一认知特征是将受访学生归入疏远型的重要判断依据。尽管个别疏远型学生在接受访谈时表示，自己曾经听说过医学人文教育或者医学人文等名词概念，但并不知道自己所选的课程就是人文类课程。他们之所以选修这些课程，完全是因为在培养方案和选课目录中，这些课程被归入了选修类，而按照其所在大学的相关规定，医学生必须在选修类课程中修满一定数量的学分。因此，这些人文类课程几乎是"随机"地进入了疏远型学生的学习计划，而他们却全然不了解这些课程的内容、目的和价值。比如，当问及某学生为什么要选修"中西方音乐简史及名作赏析"这门课时，他的回答是根据课程名称"猜出来的"，觉得这门课可能"比较有意思"。另一名学生在解释选课理由时，给出了如下答案：

> 我记得在选课系统上还看到了另外一门课，叫"安全与生活"。据说，这门课都不用去现场上课，在网上听听课、简单完成一些作业就可以得到学分。对于我们而言，选修课都是一样的，只有"通过"和"不通过"的区分，也没有具体的分数。换句话说，60 分和 100 分是一样的。所以有的同学就开着电脑"听课"，然后自己干自己的事情，反正到最后也能顺利得到学分。我没选这种课，觉得太没意思了。既然都是混学分，找个自己觉得有点意思的课程，总比纯粹地"混"要好一些。（受访学生 LY）

与完全"盲目"选修人文类课程的医学生相比，这名学生的态度似乎稍可慰藉，毕竟在"纯粹混学分"和"选一门有意思的课混学分"之间，他选择了后者。但理解这种选择行为背后的主观动机，依然可以分析出明显的疏远意味：所选择的课程对自己而言并没有什么特殊意义，自己也不知道将在这门课程的学习中收获什么，只是想让"凑学分"的过程变得轻松愉快一些而已。毋庸讳言，对于医学人文教育者而言，看到这样的认知和态度，的确会带来某种失望和挫败的感觉。

第二，接受医学人文教育的积极性最低。因为缺乏对于医学人文教育的基本认知，所以疏远型学生很难生发出认真学习的动力。疏远型学生接受医学人文教育不是一种自觉行动，而是迫于修满学分、完成学业的制度性压力，是对于刚性制度约束的妥协，也是无目的、无意义的学习过程。因此，他们对于人文类课程采取了"混学分"的态度，其学习态度是消极的：

> 我不知道我选的这门课是人文类课程……我选课的初衷就是混学分。（受访学生 ZYC）

> 我今年是二年级了。培养方案要求选修 3 个学分的一类通选课，也就是与医学有点关系的课程；再选修 3 个学分的二类通选课，就是人文、社科、艺术这些与医学完全无关的课程。每门课是 1.5 个学分，所以我们总共需要选 4 门课，只要凑够 6 个学分就可以了。（受访学生 TSY）

对于这些学生而言，人文类课程是"无意义"的，是"与医学完全无关的课程"，对于自己的专业学习、未来职业和自身发展都不会产生积极作用。在这种认知的支配下，他们很难产生足够的学习动力。

在访谈中还发现了一些有趣的现象。同样是采取消极的"混学分"态度，有的疏远型学生在选择"怎么混"的时候，却花费了一些心思，与别的疏远型学生相比有所区别。比如，有的疏远型学生将音乐类、艺术类的医学人文课程视为紧张学习生活的调剂：

> 我为什么选修这门音乐类的课程呢？因为对自己而言，可以通过音乐来舒缓情绪。我们的专业课程学习很繁忙，从早到晚，要么是课堂，要么是实验室，每天的学习时间都排得很满。这些专业课很难，要求也很高，一不小心还容易"挂科"。而且我们面对的环境也很嘈杂。所以，我希望能有个地方可以让自己放松休息。正好学校要求我们选修一些人文类的通识课程，所以我们就选了音乐课。在课堂上听听音乐，挺放松的。（受访学生 YLJ）

对于这些学生而言，人文类课程虽然不是"能上台面的正餐"，但至少也是可以舒缓心情的"小甜点"。这些学生的表现，反映出医学人文教育在实践中面临的尴尬境地：一方面，教育政策的设计者希望通过开设医学人文教育，提升医学生的人文素养，让他们能够具备科技和人文的双重能力，在未来从事医务工作时能够更加理性从容地处理复杂关系；但另一方面，疏远型学生却将此类课程视为紧张学习生活的调剂，是"为自己减压，让工作变得开心"（受访学生 NXD），只要"混"到学分就可以，从而导致医学人文教育的预设功能完全无法得以实现，这也会造成教育资源的无效率耗费。

第三，对于医学人文教育的效果评价最消极。在深度访谈和参与观察的过程中，我们能够真切感受到，人文类课程对于疏远型学生而言如同"鸡肋"，是一种"食之无味、弃之可惜"的课程。在这种状态下，我们很难期待疏远型学生会对医学人文教育效果做出积极评价。所谓"食之无味"，是指疏远型学生认为医学人文类课程"很水"，教师和学生之间都在"相互敷衍"，对于人文素养的培养仅是"浅尝辄止的模式"，对于自己的专业学习和未来职业发展没有明显意义，所以难以产生强烈而持续的学习兴趣。比如，有的学生在访谈中明确表示：

> 我觉得目前我们学校的人文教育效果不佳，基本上是水课。而且说实话，人文教育的效果也无法改进。因为任何有益的改进都需要更多课时，而我们的专业课很紧张，不可能在专业课程外花费更多时间。（受访学生 JCL）

所谓"弃之可惜"，是因为还有部分疏远型学生认为医学人文类课程还有一些"价值"，可以通过选修此类课程来舒缓学习压力。正如前面的学生访谈所示，有的学生认为自己所选修的人文类课程，所起到的唯一效果就是为自己的紧张生活状态提供了放松和休息的机会。

> 我们的学习和工作是很苦的，所以选一些音乐类、书法类、艺术类的课程，这些课学起来很舒服。（受访学生 NXD）

这种想法颇具代表性。无论在西方国家还是在中国，医学教育都是公认的压力极大、难度极高的专业教育。特别是随着医学技术日新月异的发展变化，在目前国内外的医学教育体系中，医学生都会面临非常大的专业学习压力：不仅要在课堂上接受系统而艰深的医学理论教育，还要在实验课程、解剖课程上花费大量时间和精力。这些繁重的学业压力，对于医学生的精力和体力都是极大的考验。客观地讲，这种情形已经存在了很多年，尽管许多国内外学者都批评这种通过传统方式传授医学知识的教学模式，不能适应现代医学的发展要求[①]，但相当数量的医学专业课程，特别是基础性课程，依旧保持了这种教学方式，并将极大的学习压力延续下来。近年来，虽然"以器官系统为基础"（organ system based learning，OSBL）和"以问题为中心"（problem based learning，PBL）的教学模式逐渐在医学教育中得以实施，但只是改变了知识传授和教学方式，繁重的专业学习压力并未得以缓解。这些专业课程几乎全部安排在白天，导致人文类通选课程几乎都被挤压到晚上。对于学生而言，经过整个白天的学习，身体承受能力已接近极限，晚间的人文课程恰好提供了一个放松和休息的机会。总之，在疏远型学生的主观评价中，医学人文教育和人文类课程没有什么积极效果，至多是能让自己的身心得以放松，至于其他更为"高大上"的功能目标就根本无从谈起了。

上述经验观察和特征分析，也得到了来自其他教师的支持和印证。在对教师

[①] 博克. 美国高等教育 [M]. 乔佳义，译. 北京：北京师范学院出版社，1991：73-74.

的访谈中，有教师直言不讳地指出：

> 现在的医学人文教育，最大的问题就是激发不起来学生的兴趣。在我的课堂上就能明显发现，有的学生心不在焉，不大愿意听课，和教师之间的交流也不积极，感觉这些学生就完全是为了要个学分而已。（受访教师 C）

当进一步追问造成此类情形的原因时，该教师也做出了分析和反思：

> 学生对于人文教育态度不积极，或者说教育效果不好，原因可能是多方面的。对于学生自己而言，最主要的原因在于对人文教育不重视，没有意识到人文教育对于自己以后从事医生工作的重要性。（受访教师 C）

来自教师的经验资料证实，部分医学生的确存在对医学人文教育相对较为"疏远"的情形。造成这种疏远情形的原因，可以从多方面寻找到答案。一个不容忽视也不可回避的原因，还是在于学生自己对于人文教育的认知和理解，导致了对于医学人文教育没有形成强的学习动机。

医学在成为核心社会制度的同时，也自然面临融合了多方面因素的社会需求和期望，这些来自社会领域的要求，成为了医学人文教育的外部环境。在其影响下，医学生在进入医学人文教育情景后，会依据自身所处的社会地位、资源禀赋和价值承载，做出不同的情景定义，形成差异化的认知和态度，建立起完全不同的行动逻辑。在符号互动理论看来，情景定义和角色领会是人们采取行动的先导。换言之，人们如何对自己所处的情境做出定义，以及人们如何对自己所扮演的角色做出理解，决定了人们将采取怎样的行动。在本书所关注的情境中，有的学生认识到医学人文教育对于回应社会期待、重塑医学与社会良性关系具有积极作用，认为作为一个医生，天然地就应该治病救人、关心病人、对处于困境中的他人施以援手，天然地就应该在医疗过程中体现人文的关怀。如果医学生形成并带着这种先赋性的认知进入医学人文教育情景，就有可能与医学人文教育产生天然的亲近感，与教师之间形成更为密切的互动和更强的关系联结，医学人文教育的效果可能会更好。但疏远型学生对医学所面临的社会期待形成了另一种理解，认为只有能够治病救人的专业知识和技能才是"有用的"，而医学人文教育是"无用的"，仅仅是专业教育的"调剂"和"补充"。还有的疏远型学生认为，也许医学人文教育和医学人文理念在一定时候是"有用的"，但在现实中，面对高度紧张的医疗压力以及脆弱的医患关系，实现这种"有用"是非常奢侈的，需要极为苛刻的条件和极高的机会成本，因此在通常情况下采取医学人文所提倡的诊疗手段是不现实的。如果医学生形成并带着这种先赋性的认知进入医学人文教育情景，就会和教师形成完全不同的互动状态，医学人文教育的效果也会大打折扣。接下来的进一步分析显示，疏远型学生在盲目的、无意识的、随机的情形下，进入了医学人文教育情景，受其固有认知和态度的影响，在教学活动中未能与教师建立起有效互动，并进而对医学人文教育的实际效果产生了不利影响。

第二节　互动缺失状态下的医学人文教育

考克斯提出了脱离性互动、偶然性互动、功能性互动和人际性互动四种师生互动类型。其中，脱离性互动是指师生之间很难便捷开展互动或是不能形成互动。本书所指的互动缺失状态，在表现特征上类似于考克斯提出的脱离性互动。经由对访谈资料的梳理归纳，本书将那些对医学人文教育缺乏基本认知、学习积极性最低、效果评价最消极的学生归入了疏远型一类。如前所析，在师生互动缺失状态中，疏远型学生通常对其所接受的医学人文教育内容表现出不理解、不认可甚至抵触态度，接受教育的积极性最低，对教学效果的评价也最为消极。这些学生通常认为医学人文教育是"无意义"的，对未来职业发展没有积极作用，仅仅是专业教育的"调剂"和"补充"，有的学生甚至将人文教育和专业教育对立起来。在这种认知的影响下，医学生会很自然地对所处的特定教育情景做出负面定义，进而有意识地回避甚至拒绝与教师的互动。结合课堂上的参与观察，可以发现疏远型学生与教师之间在教学活动中极少产生互动，或者即使在个别情况下发展出一些互动，也缺少实质性的有效互动和紧密连通。具体而言，这种在医学人文教育情境中的师生互动缺失状态有如下表现。

第一，从互动频次上衡量，疏远型学生与教师之间几乎难以形成具有实质意义的互动。近几年来，笔者每学期都会面向医学生开设数门人文类课程。其中选课人数较多的两门课程分别是"中西方音乐史及名作赏析"和"钢琴弹唱入门"。前一门课程侧重于讲解中西方音乐史、音乐理论和音乐作品，另一门课程侧重于传授钢琴弹唱的实务技巧。在前一门侧重于理论性的课堂上，这种互动缺失的现象尤为明显。笔者可以很容易地观察到，在课堂上，有些学生长期选择坐在教室最后几排。在教师提问时，有意识地回避与教师的目光接触。在要求欣赏音乐作品时，这些学生表现得心不在焉，时常会低头看书、看手机或者电脑，没有认真进行聆听和欣赏。在进行小组讨论时，他们基本上默不作声；在课堂报告环节，这些学生也很不愿意在讲台上作报告，提交的课堂作业质量也较差。课堂教学结束后，这些学生往往最先离开教室，而其他学生则会和教师就某个音乐作品或者课堂讲授的某个知识点做进一步交流。这些学生的表现，与其他学生形成了鲜明对比。结合访谈资料，具有这些表现的学生恰恰就是被归入疏远型的学生。

第二，从关系方向上衡量，疏远型学生与教师之间的关系是单向的。这种单向度的关系联结非常薄弱，在课堂上，通常只能观察到教师单方面向学生传递信息，却很难发现学生主动发出的反馈信息，更难以看到学生主动与教师建立关联。课下或者整个学期的课程结束后，这些学生也不再和教师产生任何互动。根据对这些学生的进一步访谈还可以了解到，这些学生也较少参加校园内的其他文化活动。对于这种类型的师生互动，有学者将其命名为"师权型互动"，认为在这种互动状态下，教师处于中心位置，扮演了权威角色；而学生则自觉居于从属位置，在互动中较少表达和对教师进行反驳。这种互动不能被认为是真正意义上的平等的双向的师生互动，只是单向的教学行动①。

第三，从信息传递质量和效率来衡量，在互动缺失状态下，教师关于医学人文的理念和知识难以有效传递给学生，教师无法获得学生关于教学效果的积极反馈，也难以确认学生究竟接收到多少有效信息。比如，笔者在开设医学人文类课程时，经常会向学生征求关于改善课堂教学效果的意见和建议。对于疏远型学生而言，每当我向他们询问对于课程设计有什么期待或者如何改进课堂教学时，这类学生大多选择了沉默以对，即便能做出回答，往往也只是寥寥数语，很难听到有见地的想法和建议。

为了与笔者的上述观察形成印证，在对教师的访谈时，专门询问了在他们课堂上的学生表现。有教师告诉笔者：

> 不同学生的课堂表现是完全不一样的……有的学生会很认真地听讲做笔记，在课间或者下课后和我进行讨论，有的还会主动加我的微信，在课后继续和我交流……但有些学生，你几乎感觉不到他的存在……如果不点名，你可能都不知道还有这几个学生选了这门课。（受访教师 C）

这种被受访教师描述为"几乎感觉不到他的存在"的学生，更喜欢坐在教室后排，对于老师的提问鲜有回应，课程作业的完成质量也不高，应该归入在教学中所观察到的疏远型学生一类。在课程结束或修满最低限度的人文类课程学分后，此类学生就会"转身离开"，不再与医学人文教育产生后续关联。

总之，将疏远型学生和教师放在医学人文教育情景下的人际关系网络中考察，就会发现，这些学生和教师之间的关系链条是断裂的，师生之间没有连通。从这些学生的表述中也可以看出，他们很难对互动缺失状态下的医学人文教育效果产生积极预期，也不大可能采取积极的持续的学习行动。这是弱主观意愿导致弱行

---

① 刘晶君. 以"契约"式的师生互动保障高等教育质量 [J]. 新乡教育学院学报，2008，6（21）：7-9.

为动机的过程，学生对于人文教育的消极认知和态度，决定了他们大多采取敷衍行为，拒绝或者回避和教师的直接连通，教师传递的信息得不到有效反馈，人文教育的效果很不理想。在这种认知的支配和影响下，疏远型学生无意识或有意识地忽略医学人文教育的意义和功能，仅将其作为获取学分的手段。

对于学校和教育主管部门而言，在设计医学人文教育制度和课程体系时，预先赋予了此类课程以明确的功能指向。以笔者所开设的艺术类课程为例，就是源自于"医艺同源"的哲学思想，认为"医学和艺术同属于技艺的一部分"，主张通过艺术教育来弥补现代医学的思维缺陷和教育局限[1]。但对于将医学人文课程仅仅视为紧张学习生活的"调剂品"、纯粹为了"混学分"的疏远型学生而言，显然无法实现医学人文教育的预设功能。这就导致本书所关注的问题：医学人文教育的实际效果和预设目标之间出现了偏差。

互动缺失状态对于医学人文教育效果的影响，既可以在课堂上直接观察到，也可以在一个更长的时间跨度中进行持续观察。在课堂教学活动中，师生关系是单向且薄弱的，通常只能观察到教师单方面向学生传递信息，却很难获得来自学生端的有效反馈，信息传递链条通常处于断裂状态。长期而言，施教者和受教者都很难对互动缺失状态下的教学效果形成积极预期。而在更长的时间跨度里，我们还可以通过观察医学生如何处理专业教育和人文教育的关系，如何在未来的医务工作中处理医患之间、同事之间以及医疗活动与社会需求之间的矛盾关系，来判断医学人文教育的后续效果。根据目前掌握的经验资料，我们至少可以有把握地做出如下判断：受到互动缺失状态的影响，在可观察到医学人文教育情景下，对疏远型学生的教育效果是最差的。而且可以有相当的把握做出如下预测：疏远型学生在结束医学人文课程后，通常会迅速地"转身离开"，退出医学人文教育情景。

但值得引起重视的是，在互动缺失状态下，也有极少数学生和教师之间出现了考克斯所谓的"偶然性互动"。考克斯认为，偶然性互动虽然是师生在某种场合偶然相遇而出现的无意识、浅层次的互动，但这种偶然性接触却可能会对未来的深入互动产生影响。这意味着虽然在目前所能观察到的教学活动中，师生之间没有形成实质性互动，却因为"教"与"学"的活动而建立了初步的关系连通，有可能在未来的教学活动中启动新的更为密切的互动。从这个意义上讲，教师不能放弃任何一次与学生进行互动的机会，而是要采取更为积极的教学干预，这是因为在当下偶然发生的每一次互动，都可能对未来的强互动产生潜移默化的影响。

对于疏远型学生和师生之间的互动缺失状态而言，本书非常关注的一个问题是，这一状态在什么条件下可能转化为弱互动甚至是强互动？这个问题可以转化

---

[1] 袁曦，吴江生.论医学与艺术的关系——兼论高等医学教育中艺术教育的地位和作用 [J].医学与哲学，2015，36 (6A)：88-90.

为另一个问题，即在师生互动缺失状态的影响下，疏远型学生在完成制度规定的医学人文课程学习任务并取得学分后，可能会采取怎样的行动策略？从逻辑上推断，疏远型学生将面临两种行动选择：退出或再进入。所谓"退出"，是指疏远型学生在结束人文课程后，选择转身离开，决定"退出"或"脱离"医学人文教育情景。所谓"再进入"，是指疏远型学生在某种特定条件下，可能会选择重新进入医学人文教育情景，包括再次选修人文类课程，或者在其他场合接受其他类型的医学人文教育。本书认为，"退出"意味着医学生接受医学人文教育的概率降低了，与现代医学教育致力于培养兼具科学技术和人文情怀的目标也会渐行渐远，这实际上是互动缺失状态的持续。"再进入"则是教育者最希望看到的情形，但这种情形的实现，归根结底还是在于此前的课堂教学中，师生之间是否能够通过有效互动或改善互动状态，向学生传递了明确且具有影响力的信息，使得学生有可能在今后某种条件的作用下，逐步建立起对于医学人文教育的信任和信心。下面，本书将尝试着对"退出"和"再进入"这两种可能发生的行为做出进一步的分析。

第三节 退出与再进入：互动缺失状态的持续和改善

医学人文教育将人文元素引入医学专业教育，对"还原论"支配下的医学教育传统理念形成了颠覆性改变，要求借助于师生之间的强互动和强关系实现预设的教育教学和人才培养目标。师生互动一旦缺失，将导致医学生对人文教育形成负面认知和消极预期，影响教育理念和教学信息的有效传递、反馈与吸纳，不利于培养兼具科学精神、专业技能和人文素养的现代医学人才。接下来，本书将基于深度访谈和参与观察所获取的资料，讨论师生互动缺失状态的两种演化方向：一种是医学生退出医学人文教育情景，导致人文教育与专业教育"脱钩"；另一种则是在其他可能因素的影响下，医学生再次进入特定教育情景，实现人文教育与专业教育的重新"耦合"。两种演化都取决于个人理性计算与外部环境影响的共同作用。对于从事医学人文教育的教师而言，通过积极回应医学生的呼吁，打通课内与课外的阻隔，促成医学人文教育的情景泛化，可以有效改善师生互动缺失，提升医学人文教育效果。

一、退出：个人理性计算与外部环境影响共同作用的结果

经济学、社会学和政治学在研究组织现象时，通常会关注在组织形态和组织环境发生改变的情况下，组织成员会采取什么行动。在这些研究成果中，阿尔伯

特·赫希曼（Albert Otto Hirschman）在其经典著作《退出、呼吁与忠诚：对企业、组织和国家衰退的回应》一书中所做出的分析和讨论，对于本书所关注的问题很有启发。赫希曼区分了行动者在面对组织衰减时的两种行为选择——退出（exit）和呼吁（voice）。所谓"退出"，可以表现为消费者不再购买某企业的产品、会员退出某组织、公民迁出某地或者投票人放弃对某政党的支持等行为。关于"呼吁"的界定则比较宽泛，在狭义层面上表现为消费者或会员、公民向管理者和上级部门抱怨或投诉，以表达自己的不满情绪；宽泛地讲，呼吁包含任何意图改变现状但并不退出组织的行动和措施。在通常情况下，经济学研究只关心退出，认为这是行动者理性计算的结果，而呼吁是无效率的；政治学则只关心呼吁，认为这是对组织负责任的表现，而退出则是背叛。赫希曼的观点有所不同，他认为，退出和呼吁都只是人们可能采取的某种行动，这仅仅是表象，最重要的是讨论人们为什么选择某种行动、这里面的作用机制是什么。以退出为例。对于组织研究中的"退出"现象，不同学科给出了不同的解释思路。经济学沿袭了理性计算的思路，认为组织成员选择"退出"，是基于对预期收益的考量，是受到"看不见的手"的推动。社会学认为，人们未必会完全根据未来收益和实现概率来进行理性计算，在一个集体中，他人的行动会给自己带来"示范"，外界的环境也会影响个体的判断，从而选择是"退出""呼吁"还是"继续留在组织中"。赫希曼则综合了经济学和社会学的思想，认为人们如何行动，取决于人们如何感知和评估组织绩效，既受到市场力量的影响，是"经济人"理性计算的结果；又受到非市场力量的影响，是外部环境、他人行动和组织反应的共同结果。这种评估更多是主观的，因此具有不同的感知水平[①]。

结合本书所关注的疏远型学生及师生互动缺失状态，我们可以对赫希曼的组织学研究做出如下的拓展理解：当人们在面对某一种境况的时候——这种境况可以是一个正在衰减的组织，也可以是某种与行动者有关的制度安排、结构或者状态——如果对这种境况可能产生的效果做出了主观评价，并且对现状感到不满，人们可能会采取两种行动：退出或者呼吁。在医学人文教育情景中，退出意味着放弃与所处境况的联系。比如，疏远型学生在接受医学人文教育的过程中，完全被动地、敷衍式地、象征性地完成学习任务，而一旦结束课程，即不再与医学人文教育发生关系，不再阅读此类书籍或者获取相关知识、技能，不再关注医学人文教育，等等。这些都是疏远型学生退出医学人文教育情景。呼吁则是在暂时不退出医学人文教育情景的前提下，表达自己的诉求或者提出改善的意见。比如，疏远型学生在对医学人文教育做出消极评价的同时，也有可能尝试着提出改进的

① 史普原. 组织衰减的回馈与恢复机制——读赫希曼《退出、呼吁与忠诚：对企业、组织和国家衰退的回应》[J]. 社会学研究，2010（3）：223-241.

建议。

受赫希曼的启发，本书认为对于医学生而言，他们所面对和接受的医学人文教育，既是一种具体的教学活动，也是一种结构化的制度安排和组织现象。换言之，无论他们对医学人文教育持有怎样的认知和态度，他们都必须遵守规定并接受这项制度安排。疏远型学生在不理解、不认可甚至不情愿的情况下，接受了医学人文教育。这种教育活动一旦结束，他们极有可能采取的行动就是"退出"。在这里需要首先指出的是，对于接下来将要分析的中间型和亲密型学生而言，当他们发现医学人文教育的缺陷和不足时（类似于人们在面对组织衰减时），更有可能采取的行动则是做出"呼吁"，以希望医学人文教育获得某种改变。从理论上讲，"退出"是更为"极端"、更为"决绝"的行为，相比之下，"呼吁"就显得"温柔"一些。退出和呼吁之间不是截然分开的，在一定条件下也可以相互转化。转化的关键在于行动者对于组织的"忠诚度"。因此，如果能采取某种有效手段，提升医学生对于医学人文教育的"忠诚度"，也有望实现从互动缺失状态向弱互动甚至强互动状态的转化。关于这个方面，将在后面的策略讨论部分做出分析。

回到本书所关心的问题，退出是疏远型学生在互动缺失状态下最常见的行动，这既符合深度访谈和参与观察所获得的经验资料，也符合一般的逻辑推断。这种"退出"行动，是疏远型学生在对于医学人文教育认识不足且持有消极态度的情况下，放弃继续接受医学人文教育或参与此类教育活动的行为。沿着赫希曼的思路，我们所要讨论的问题关键在于，疏远型学生为什么会选择"退出"？本书认为，可以从个体层面和群体层面来做出分析，个体层面的分析类似于经济学的思路，群体层面的分析则体现了社会学的思路。

从个体层面分析，疏远型学生退出医学人文教育情景，主要是受到其主观认知的驱动。这一类学生在进入医学人文教育情景前，就已经形成了固有认知。有的学生不了解医学人文教育，有的学生认为医学人文教育是无用的，有的学生将医学人文教育置于医学专业教育的对立面。更多的学生则认为人文教育应该为专业教育"让路"，最多只能算是专业教育的"点缀"和"补充"，是处于从属位置的"小点心"，而不是上得了台面的"正餐"。这些都是疏远型学生的主观偏好，在这种偏好系统的影响下，疏远型学生会将更多的注意力分配到专业教育上面。后面将要分析，为什么有的学生会重视医学人文教育，愿意为其付出更多的时间和精力，而有的学生会忽视甚至轻视医学人文教育，更愿意在专业教育上投入更多时间。不同类型的医学生对于专业教育和人文教育所做出的选择，从表面上看是主观偏好（学生的认知和态度组合起来，构成了其偏好系统）的驱使，背后则是注意力分配机制在发挥作用。关于这一作用机制，本书随后还将做出具体阐释，此处暂不展开。

在访谈中，笔者特别关注了教师如何理解疏远型学生的这种"退出"行动。有教师认为，疏远型学生主动选择"退出"和放弃医学人文教育的原因，在于学生不是自愿选择和主动接受医学人文教育，而是被动和被迫接受医学人文教育：

> 从医学人文教育体制上看，欧美国家是本科后教育。这个时候的医学生已经有了比较明确的职业规划，对于未来继续从事医务工作的决心也比较坚定了。在这个时候开展人文教育，效果是比较好的。但在中国的情形不一样。中国的医学生想法很多，有的想毕业之后去卖药挣"快钱"，有的认为从医就是一个"苦差事"，这其实是受到了经济导向和社会价值导向的影响。对于这样的学生，他们在接受医学人文教育时，是不情愿的；对于人文能给医学带来什么作用，也是心存怀疑的。在这种情况下，对这一类学生开展人文教育，自然很难收到理想效果。（受访教师 ZDQ）

从上述访谈资料可以看出，疏远型学生"退出"医学人文教育情景，首先是心理认知的结果，也就是受到了个体心智状态的影响。我们可以把这种退出行为，理解为对于学习人文知识的成本和收益进行理性计算后做出的行为决策，并将其称为"主动式退出"。

从群体层面分析，在多人参与的关系网络中，他人行为会产生示范和带动效应。在访谈中发现，有些疏远型学生表示，身边的很多同学也觉得人文类课程"没什么意义""大家都觉得专业学习压力太大了，上这种课舒缓一下心情就可以，没必要太当真"。将赫希曼的观点与我们所观察到的现实情景联系起来，就会发现疏远型学生对于医学人文教育效果的主观评价是高度一致的，都认为这一类课程"没什么作用"。在这种群体意识的影响下，很多疏远型学生也会选择"退出"。我们可以将这种退出行为，理解为是在他人影响下所做出的行为决策，称其为"被动式退出"。这种被动式退出也可以从社会心理学关注的"从众"角度来理解。在分析集体行动的逻辑以及集体中的个体行动逻辑时，从众机制都显示出较强的解释力，本书在后面的篇章中还将讨论从众机制对于医学人文教育中师生互动的影响。

"被动式退出"还有另外的表现形式，即医学生迫于外界压力，不得不选择和医学人文教育"道别"。尽管在访谈中，学生并不愿意直接表达这一观点，但从他们的话语、课堂表现以及事后了解中，依然不难得出这个判断。有学生告诉笔者，医学生很苦很累，没有什么时间来搞这些需要花费大量时间和精力的事情。还有学生讲，自己也知道要用"关怀的方式"去安抚病人，但公立医院做不到，因为病患太多了。比如，当我问及叙事医学时，有学生讲：

> 我听说过叙事医学，周末也曾经在医院写过平行病历，主要是书写医生和患者的关系，以及自己的感想。我是用第三者的视角来书写的，做出了客观记录和

自我反省，是一种医生的反思。我觉得，这对于医生而言当然是很有用的，因为这能够很好地改善医患关系。但是在现实中，很难坚持下去，因为我们面对的病人太多了，根本不可能给你时间和精力来书写平行病历。（受访学生 LD）

在中国，高水平的公立医院通常是人满为患，公众对于医疗的基本需求与医疗服务的供给能力之间尚存在缺口，遑论提供更为高级的医学人文关怀。这是客观情况所造成的阻碍，但更重要的阻碍来自于主观意识。如果学生已经先入为主地建立起疏远态度，在持续的学业压力下，就很难再引导他们从内心深处形成有效认同，也即"弱主观意愿"所导致的"弱行为动机"。

退出——主动放弃和转身离开——是绝大多数疏远型学生从个体经验出发所做出的理性选择。无论是主动式退出还是被动式退出，对于医学人文教育而言，"退出"都意味着教育的结束。这就启发我们思考，提升医学人文教育效果的一个重要方面是通过恰当的教育活动，激发并强化疏远型学生对于医学人文教育的"信任感"和"信心"，让他们重新认识到人文教育对于专业教育而言是"有意义的"。这种"意义感"的建立，对于个体是有效的，对于集体而言也是非常重要的：既可能重塑个体信心，也可能影响集体行动，从而改变疏远型学生与教师之间的互动缺失状态。

二、再进入：互动缺失状态的改变

从逻辑周延的角度出发，既然有"退出"，肯定也就有"再进入"。疏远型学生在某一门医学人文教育课程结束后，因为其他因素的影响或者机缘巧合，还会重新和医学人文教育发生关联。在开始讨论"再进入"的可能性之前，我们可以先来"阅读"发生在笔者课堂上的一个有趣个案。

在我开设的"聆听与歌唱"课上，有一名男学生，我们将他的名字用 RS 来代称。他的皮肤黑黝黝的，长得很壮实，看起来是典型的南亚人。我每次在课堂上提问的时候，他都将头埋得很低。当我在访谈中问他是否听说过医学人文教育或者叙事医学时，或者问他对这门课有什么意见和建议时，他总是摇头，不善言谈，非常羞涩。让他唱一首自己熟悉的歌曲，四句以内准跑调。我想，这个学生对我这门课来讲，应该算是一个不折不扣的"门外汉"了。但是在学期快结束的时候，有几次上课，在同学们欣赏作品的时候，我顺着教室走一圈刚好走到他的座位旁边。他很小声地把我叫住，悄悄问了我几个之前他没听明白的问题。我想，他应该是在认真倾听和思考的。课程结束时，我要求每一名学生唱一首视唱曲目，分给他的那首是《旋律》。他没有借助于我的钢琴伴奏，而是自己下载了一首伴奏曲并唱了起来。这是我第一次听到他没有跑调的歌声。我很欣慰。结束考试后，他突然站住了，从书包里拿出一个小纸袋，里面有一条围巾和一个手串，要送给我。我很惊讶。他说："老师，我之前选这门课，完全是为了凑学分。我是尼泊尔人，以前很少听音乐，对如何聆听和欣赏音乐的兴趣不大。但是在您的课上，我找到了自信。因为您的鼓励，我渐渐爱上了音乐，每一次细节的聆听都很打动我，我感觉像和作曲家在交流。对您课上重点讲的部分，我在课下会反复聆听练习，我觉得自己很有进步。这是一条尼泊尔特色的围巾，我想送给您。因为选了这门课，我父亲说我的性格都变了，学会了仔细听他说话。我父亲告诉我，如果你喜欢一个老师，可以送她礼物。我们能否拍张合影？因为下学期我就要回尼泊尔了。我想我还会继续歌唱，继续聆听，继续做我热爱的医学。"

RS 的故事讲完了。这是一个让笔者持久感到欣慰与感动的故事。回想起来，之所以将 RS 归入疏远型学生类型，是因为在访谈中我发现，他对于医学人文教育完全没有认知，不知道所选的这门课是所谓的人文类课程，在课堂上的表现很不积极，和笔者之间也很少产生互动。但从他整个学期的表现和改变来看，笔者有很大的把握认为，这名"疏远型学生"完全有可能变为"中间型"甚至是"亲密型"的学生，也完全有可能在未来重新进入医学人文教育情景。这个案例显示，即便在同一个学生群体类型中，个体与个体之间的差异也是很大的。不是所有的学生都会严格遵循认知—态度—行动的线性方程。在医学人文教育的作用下，学生会发生转变，他们与教师、与医学人文教育之间的连通关系也会发生改变。由此可见，如果试图实现疏远型学生"再进入"医学人文教育情景，关键在于珍惜此前发生的每一次互动，尽可能将互动的效果最大化，为今后再次建构起师生关系埋下伏笔。在 RS 的案例中，正是因为教师坚持不懈地努力，通过一次次课堂教学中的付出，使得这名原本疏远医学人文教育的外国留学生，逐渐体会到人文的力量和艺术的乐趣，从而激发了自己对于医学人文的感知。这个案例也告诉我们，即便是互动缺失状态，教师依然可以有所作为，依然可以通过自己的努力改变这种状态。

事实上，受访学生 RS 并非个例。笔者在教授多门医学人文课程的同时，还负责指导多个学生艺术社团。在这些社团中，就发现了曾经在课堂上表现疏远的学生。在与这些学生的交流中发现，这些学生在课堂上表现疏远，与教师之间没有建立起有效的关系联结，可谓"全程无连通"。但在课程结束后，却又参与了人文艺术类社团活动，主要原因还是在于个人兴趣。有学生表示对于在课堂上接受的人文教育不感兴趣，但却愿意参加课外的人文类活动。这两者并不矛盾，恰恰反映出医学人文课堂教育的不足，缺少足够有效的手段，在课堂上建立起强有力的连通关系，导致课堂教学效果不佳。在这种情况下，通过对学生主观感知进行细分，有针对性地提供差异化的医学人文教育，在教育"供给侧"做出改变，让课外教育活动成为课堂教学的有益补充，同样能够促成疏远型学生重新进入医学人文教育情景：

> 在课堂上，有些学生的表现很不积极，我有些时候甚至会无意识地遗忘他们。但是这些学生在课外的表现却令人眼前一亮。他们会很热衷于参加志愿服务或者文体活动，也表现出很强的组织领导才能。在他们身上，也能观察到热情、乐于助人、愿意为社区居民服务等富有人情意味的特征。（受访教师C）

通过分析这些学生的案例，至少可以在以下两个方面对医学人文教育实践形成启发。

第一，疏远型学生和教师在共同进入医学人文教育情景后，可以观察到考克斯所关心的"脱离性互动"和"偶然性互动"两种情形。脱离性互动就是本书所关注的互动缺失状态，但即便是在这种状态下，师生之间还是存在形成偶然性互动的可能。这种偶然性互动，在特定的教育过程和干预措施的影响下，有可能得到进一步强化，发展成为更加密切的师生互动状态，并产生好的教育效果。尼泊尔留学生RS的案例，就很好地印证了这种可能性。这告诉我们，在开展医学人文教育的过程中，教师不能放弃任何一次与学生开展互动的机会，而是要通过适当的教学干预，增加与学生进行互动的机会，从而为未来可能建立的更加紧密的互动关系奠定基础。

第二，当我们对学生的认知、态度和行为进行分析时，有必要区分不同情境下的不同状态。在课堂教学情境中，学生有可能持有"疏远"的态度；但在课外情境中，学生又可能会对人文教育和人文主义产生亲近感。这种情况在某些参加课外人文社团的学生身上有所体现。对于本书而言，出于聚焦研究视域的考虑，未对学生在课下的表现以及师生在教学情景之外的互动做出更多分析，但这种情形同样提醒我们，如果能够打通课上和课下的阻隔，尽可能地实现医学人文教育情境的泛化，也是解决互动缺失和有效性不足的重要路径。

第五章 中间型学生与师生弱互动

相比于上一章所讨论的疏远型学生而言，中间型学生在医学人文教育活动中的表现有了很大的改善。这些学生能够和教师之间形成一定频次的互动，虽然互动情形较为单一，师生关系强度也较弱，但终归是建立并发展了最基础的互动关系。与疏远型学生相比，中间型学生对于医学人文教育能够形成较为全面的认知，面对医学人文教育的态度更积极，评价和预期也更乐观。但如果和后面将要分析的亲密型学生相比，中间型学生更多是将医学人文教育和个体层面的体验、收获联系起来，对于医学人文教育形成了弱偏好，这种偏好更多时候是感性而非理性的。在对医学人文教育现状感到不满时，中间型学生不会轻言"退出"，而是更倾向通过温和的"呼吁"来寻求改善。因此，教师如果能对这些学生的呼吁做出及时有效的反馈，并动态修正自己的教学策略，将有助于强化师生弱互动和弱关系状态，实现"从弱到强"的良性改观。

第一节 中间型学生的认知和态度

从数量上看，中间型学生占据了受访学生的大多数，他们和教师之间建立的弱互动状态也是最为常见的师生互动类型。中间型学生对于医学人文教育的认知较为全面和深刻，能够比较清醒客观地认识和理解医学专业教育与医学人文教育的关系，对于医学人文教育的意义和作用也有较为积极的评价。中间型学生与教师之间形成了一定频次的互动，在有些时候这种互动还很积极；学生和教师之间的关系也呈现出松散的双向联结，教师能够向学生传递信息，学生也能够给予一些回应和反馈。对于医学人文教育而言，中间型学生是人数最多、最为重要的教育对象。他们和教师之间形成的弱互动状态是不稳定的，既有可能得到进一步强化，也有可能弱化而退回到互动缺失状态。因此，中间型学生以及师生弱互动状态应当成为医学人文教育关注的重点。经验资料显示，在医学人文教育情景下，中间型学生的认知和态度呈现出如下特点。

第一，中间型学生对医学人文教育给予了较为正面的评价，能在一定程度上认识到医学人文教育对于自我成长的积极意义。在中间型学生看来，医学人文教育不仅是单纯的"调剂品"，而且具备了更丰富的意味。下面列举了部分中间型学生对于自己所选修的医学人文类课程的正面评价：

> 选修医学人文类课程能让我在日常生活中获得更多快乐，涉猎广一些，生活也更精彩一些。（受访学生 BTY）。
>
> 我选修了音乐艺术类人文课程，因为我觉得音乐对人的性格能起到熏陶作用，这对于我以后的专业学习是有帮助的。（受访学生 LRQ）
>
> 音乐或者其他艺术类课程虽然和医学专业没有直接关系，但可以让我对音乐家、音乐作品和音乐赏析形成一些初步概念，对曲式结构也有一些了解，这都是有意义的。（受访学生 CQZ）。
>
> 我现在每天都是读书、背书、做实验。选修一些人文艺术类的课程，能够帮助我开阔视野。这种课很难找，我们的课程几乎都是与医学相关的。（受访学生 LRQ）
>
> 医学本身是很枯燥的。学了这一类课程，我懂得的会比别人多一些，在听歌或者唱歌上都有一点艺术气息。音乐能让人安静下来，不会悲哀，对于培养性格和思维都有好处。（受访学生 TSY）

更进一步的访谈显示，上述这些对医学人文教育给予正面评价的学生，在其人生经历中通常可以观察到人文艺术和艺术教育的踪迹，这种经历能够更好地帮助理解和解释他们的认知形成过程。在这些医学生中，有的在小时候曾经学习钢琴演奏并获得了业余钢琴十级证书；有的参加了不同类型的校园艺术类社团，经常参加艺术类演出或排练；还有的接受了所在大学组织的"爱乐传习"等音乐艺术项目的培养，参加了"一二·九"合唱比赛等校园艺术活动。因为对音乐有了一定基础的了解和掌握，所以能够对人文艺术类课程形成较为积极的认知和评价。

> 音乐能带给人美的体验，音乐的专业性也很强，每个听者都有不同的感受和理解，所以这门课还挺有意义的。（受访学生 YZX）

中间型学生在选择人文类课程时，并非完全盲目，而是经过了自己的思考和判断。换言之，他们在选择课程时经过了某种"理性的计算"，对自己将要付出的学习成本和可能获得的未来收益进行了权衡，得出了"这些课程对自己而言是有意义的"或者"能给自己带来某种收获"等积极预期。在他们看来，人文类课程的意义通常表现为能够增进自己的人生体验，帮助自己更加专业地欣赏音乐，提升自我艺术修养，从而改善自己的生活质量。持有这种认知的学生，将接受医学人文教育视作"丰富生活"和"提升修养"的途径，和疏远型学生相比，他们对于医学人文教育的态度有了较为积极的改观。在访谈中，当被问及"你觉得目前我校的人文类教育效果怎么样"时，此类学生一般都会给出"有一定效果""效果还不错"等评价，并未出现完全否定性的评价。值得关注的是，也有学生表示"效果一般"：

> 我个人认为效果一般。在我身边，我的同学们选修的医学人文类课程基本上只能依靠签到来保证出勤率，很少有同学对人文类课程真的感兴趣。所以我觉得，老师可以尝试着改进教学内容与授课方式，比如大二时让大家印象深刻的"医学心理学"，希望教材与课堂内容可以与时俱进，尤其是不要出现基本的科学事实错误。（受访学生 ZMX）

受访学生 ZMX 是一个很有趣的个案。她不仅表达了自己的观点，而且传递了他人的情况，对我们分析学生对于医学人文教育效果的评价是一个很好的佐证。考虑到该学生对于医学人文教育有自己的观察和理解，我在访谈中有意识地加强了追问。在进一步问及对于医学人文教育的理解时，这名学生告诉我：

> 我对医学人文教育的理解并不是很深刻，我直观上觉得，医学认为是让医学这一门不确定的科学保持人情和温度的东西……医学人文教育可以拓宽自己的知识面，也可以发展更多自己的兴趣爱好，陶冶情操，为生活增加乐趣，成为一个更幸福的人……还可以帮助自己更好地理解社会现象。（受访学生 ZMX）

在中间型学生中，受访学生 ZMX 具有代表性。从上述访谈资料中可以看出，受访学生 ZMX 基本上是从自我感知的层面来理解和认识医学人文教育，将这种教育视作提升个人修养、改善个人境况、促进个人发展的一种途径。尽管她也认识到，接受医学人文教育可以帮助自己"更好地理解社会现象"，但这种对于医学人文教育所具有社会功能的认知，相对于后文将要分析的亲密型学生而言还是较为浅显的。综合受访学生 ZMX 的访谈资料可以发现，该学生对于医学人文教育形成了自己的期待：拓展知识面、发展更多兴趣爱好、理解社会现象。之所以将这名学生归入中间型，也正是基于上述资料所做出的综合判断：一方面，相比于疏远型学生而言，她对于医学人文教育有更深刻的认知和更亲近的态度；另一方面，她的积极态度和行动来源于其本人对于人文艺术的热爱，却也止步于这种个体层面的热爱，并未表现出对于人文教育、特别是在高度专业化的医学教育中开展人文教育这个问题有更为深刻的解读，也没有表现出对于医学人文教育的社会功能等深层次问题的理解。从这名学生身上，也能反映出医学人文教育在中间型学生群体中的实际效果：如果仅仅从知识传授的角度来衡量，可以认为取得了较好的效果；但如果要达到人文教育更为深层次的目标，帮助和引导学生从人文的角度出发更好地处理医学与社会的紧张关系，这种更为长远的教育效果能否实现，则是值得商榷的。

第二，相比于疏远型学生而言，中间型学生的学习态度更积极，更珍惜接受医学人文教育的机会。在前面的文献综述部分，引用了一项针对临床医师和医学生的对比研究。研究结论显示，在对于教学方式的认知上，医生认为"最有效的医学人文教学方式"是"医学实践"（76.5%），而学生认为最有效的方式则是"自我修养"（73.0%）[①]。根据本书所获取的经验资料，中间型学生普遍认为人文类课程可以在提升个人修养上发挥积极作用，因此他们在进入教育情景后，通常会采取更为积极的学习行为。我们可以来阅读如下案例，这是基于参与观察所获取的现实案例。

2020 年春季学期，受到新型冠状病毒肺炎疫情的影响，我所任教的大学医学部和其他国内高校一样，采取了延迟开学和网上教学的应对措施，我开设的医学人文类课程也从现实课堂转移到了网络课堂。学期伊始，我按照要求在网络教学平台上开设了"钢琴弹唱入门与名作赏析和"聆听与歌唱"两门课程。此前的一名受访学生 FYJ 选修了"钢琴弹唱入门与名作赏析"，并在第一节课前就通过微信告诉我，"老师，我已经提前学习了第一节课"。

这名学生之所以被我归入了中间型，是根据其在访谈时对于医学人文教育的认知和理解而做出的综合研判。但在学习态度上，她却延续了一贯的积极态度。这种积极的学习态度，在中间型学生群体中能够被普遍观察到。客观地讲，如果单纯只考虑学习态度的话，我们甚至很难将中间型学生和亲密型学生区分开来。换言之，中间型学生和亲密型学生在人文课堂上，往往会表现出高度类似的学习态度和行动。他们都愿意坐在教室的前排，都乐意和教师随时进行沟通，也愿意在课后和教师作进一步讨论。这些学生之所以被认为是中间型，是因为他们对于一些更为根本性、基础性问题的认知和理解，与亲密型学生相比存在明显差异。关于这一点，在后文还将进一步展开。

第三，尽管相比于疏远型学生而言，中间型学生的认知、态度和行动更加积极，但这种趋于积极的改观同时又是有限的。透过这些学生的话语和行为，能够发现中间型学生普遍将接受医学人文教育视作"丰富生活"和"提升修养"的途

[①] 陈化，聂业. 从临床医生与医学生的认知对比的视角谈医学人文教学改革——基于实证研究的方法 [J]. 西北医学教育，2013，21（2）：258-268.

径，但对于医学人文教育更为"高大上"的意义和价值几乎"无感"。他们大多在个体心理感受层面将医学人文教育与自我体验联系起来，还没有真正并完全地理解和接纳医学人文价值观念，也并未真正意识到医学人文教育对于未来的医师职业或者医疗活动的积极意义。和疏远型学生相比，他们能够形成更为积极的认知和预期，将医学人文课程和自我成长完善联系起来，并赋予此类学习以新的意义和期待，但这种期待更多体现为从自身视角出发，将人文教育视为改善"自我生存状态"的手段和途径，这种途径甚至和玩游戏、看电影、谈恋爱等活动类似，都是对于高强度专业学习的自我调整。在他们看来，人文教育和专业教育不是对立关系，而是补充关系，医学人文教育依然处于医学专业教育的从属位置。

特别是当问及如何理解人文教育与专业教育的关系，以及对于医学人文教育的期待和改进建议等问题时，中间型学生很少能够提出富有洞见的观点，他们的回答更多是基于个体心理感受的感性认识，所反映出来的思考深度是有限的。

> 我所期待的医学人文类课程是在老师的带领下，同学们就着某一个话题互相讨论和交流，比如共同欣赏音乐、电影，在交流中互相提高，不一定要涉及很多专业的理论知识，也不一定要获得什么实际的收获，能够得到自己的感悟是最重要的。（受访学生LJX）

> 我所期待的人文课程就是像本学期的音乐课这样，以主观的感受、理解为主，知识传授为辅，没有考试的督促，但却可以让同学们在其中自在畅游。（受访学生DY）

在对中间型学生的访谈资料中，上述观点颇具代表性。和疏远型学生对于此类问题"无言以对"相比，中间型学生能够直率地提出自己的想法。但很明显，他们所期待的人文类课程是轻松愉悦的"享受型"课程。他们甚至不要求在人文课堂上获得具体的知识，而更倾向于得到心灵放松，在专业教育之外找寻到更为自由轻松的生活状态。中间型学生对于人文教育的态度是"暧昧"的，他们既认同人文教育的意义，又将其价值锁定在较低的个体层次，受访学生LJX就认为医学人文教育最重要的功能在于帮助他们"从日常繁忙的专业学习中暂时脱离出来"。

中间型学生的认知、态度、预期和学习行为启发我们，如果在人文教育实践中采取适当的引导和干预，有可能推动中间型学生发展成为亲密型学生；但如果教师仅仅是投其所好，甚至为了"讨好"学生而降低人文教育的理论高度和社会价值，这些学生也很有可能在结束课程"蜜月期"后，就会选择"退出"。

第二节　弱互动状态下的医学人文教育

在医学人文教育情景中，中间型学生和教师之间实现了弱互动，并由此建立了弱连通的关系联结。在参与观察中，这种介于强互动和弱互动的中间状态表现为中间型学生能够在课堂上和教师形成互动，按照教师的要求欣赏经典音乐作品。这些学生愿意主动收集自己感兴趣的音乐家和音乐作品，分享自己对于这些作品的感受，较为积极地参与小组讨论，课堂发言有一定的思考深度，所提交的学期作业也具有较高的质量。这意味着医学人文教育获得了较为充分的活动空间，教育质量和效果也在一定程度上得到了保障，但相比于后文将要分析的强互动状态而言，这种改善却是有限的、低水平的。

为了更好地观察医学人文教育情景中不同类型的师生互动，笔者在教学实践中设计并重复进行了一项课堂教学实验。这个实验可以直接展现出中间型学生和教师的互动，与疏远型学生和亲密型学生相比有何不同。近年来，笔者连续多个学期开设"聆听与歌唱"通选课。这是一门兼有理论教学和实践教学特点的音乐类课程，教学目标是通过带领学生聆听、鉴赏和学唱经典音乐作品，提升他们的人文艺术修养，引导他们通过关注音乐的细节来习得在医学诊疗中把握关键细节的能力，帮助他们学会借助音乐的方式来协调与自身、与他人的关系。开设这门课程的初衷，在于实现科学与艺术的"互涉"。有研究指出，在大学教育中，科学与艺术的"互涉"有助于激发学生的创造力，赋予学生"触类旁通的才智灵性和极大的文化创造力"，很好地契合了高等教育"培养具有创新意识和创造力的高层次人才的目标"[①]。为了达到上述教学目标，同时也为了获取经验观察治疗的便利，笔者在这门课程中设计了一个"三阶段式"的音乐欣赏教学实验，即"引导式提问—参与观察—讨论与总结"。下面将完整展现一次"三阶段式"的教学实验过程，借以展示不同类型学生的现实表现。

第一个阶段：引导式提问。在这个阶段，我会首先提出如下具有引导性的问题，明确教学安排和要求：

1．请同学们认真倾听接下来的这首作品，认真体会这首作品带给你什么样的心理感受。

2．能否给这首作品起一个符合你此刻真实心理感受的名字？

3．在这首作品中，你是否听到了一些特殊的声音？

4．在你的想象中，这些特殊的声音述说和表达了什么？

---

① 金薇吟. 论科学与艺术的互涉 [J]. 北京大学教育评论，2007（3）：185-186.

第二个阶段：参与观察。我会要求全体学生带着上述问题去聆听一首音乐作品。在学生聆听音乐的过程中，我会观察学生的不同表现。这些表现大致可以分为以下几类：

1. 借着听音乐的机会，偷偷低下头看书或者玩手机。有趣的是，根据我的观察，这些"勤奋的"学生通常偷看的都是医学专业类书籍，他们在利用这个时间抓紧学习专业知识。

2. 很认真、很放松地欣赏音乐。

3. 非常认真地聆听音乐，进入了沉思状态，有时还会在笔记本或者平板电脑上记录一些内容。

第三个阶段：讨论与总结。在这个阶段，我会要求每名学生回答我最开始提出的问题。得益于小班教学的条件，我可以对每名学生进行提问。学生的回答大相径庭，但大致上可以和第二阶段的表现吻合起来。这些回答大致分为以下几类：

1. 能够完整表达自己对于音乐作品的感受和理解。有的学生会说，"这首作品充满了欢乐的气息"；但另一名学生却会说，"我从中品尝到了悲伤的味道"。我所提供的音乐作品的确蕴含了复杂的艺术情绪，因此，尽管这些学生表述了完全不同的音乐感受，但都是自己的真实感受。与此同时，这些学生还为这首作品取了富有个性的名字。从音乐教育设计的角度来讲，为作品起名字是对音乐作品展开联想的过程，体现了聆听者对于作品的理解深度。将参与观察和访谈资料结合起来判断，这一类学生基本上可以对应为阶段二中的第3类学生。

2. 在回答问题时会模仿前一类学生的发言。比如，前面有学生讲"这首作品充满了欢乐的气息"，他就会换个词语，说"这首作品让我感觉很欢乐"。看得出来，这一类学生进行了主动思考，但这种思考并不深入，给人以一种应付提问的感觉。根据观察，这一类学生基本上可以对应为阶段二中的第2类学生。

3. 谈不出太多的感受，有的学生甚至会直接表示"听不懂"。根据观察，这一类学生基本上可以对应为阶段二中的第1类学生。

在要求每一名学生都做出发言后，笔者会进一步引导学生思考：你们听见音乐中有什么特殊的声音了吗？那些能够完整而深入表达音乐体会的学生会讲，"听到了反复出现的号角声""听到了很多次铜管乐器的声音""我能从这些声音中听到积极的感觉"。从教学设计的角度来看，这个过程是引导学生关注细节的过程。事实上，叙事医学就特别强调培养学生对于细节的关注能力，要求学生分辨不同细节背后的独特意蕴，赋予每个细节以主观意义。这样在和患者进行沟通时，就能充分地体会患者的表情、语言或者心理状态背后所具有的独特含义。

在结束了"三阶段式"的教学实验过程后，我会将观察时间延伸到课堂结束，看看在课堂上的师生互动如果延续到课后，会有怎样的具体表现：

下课后，那些在课堂上发言质量比较高的学生，经常会在课后找我要课堂上聆听的音频资料。这些学生还会问我："老师，我好像还在这个作品中听到了持续出现的另一种声音，这是什么乐器演奏的？"有的学生还会说，自己曾经在某个电影作品中听到了这首曲子，但却是一个变奏版本，还表示愿意把自己听到的作品带过来让教师听。

那些被我视为中间型的学生，他们在课后最常问的却是："老师，今天的点名，点到我了吗？"或者"老师，我把上节课的作业发到您的电子邮箱了，您收到了吗？"

而那些被我视为疏远型的学生，他们在课堂上"开小差"，表现得无动于衷，课后则在第一时间就走出了教室。

从上面这段观察资料也可以看出，在下课后，中间型学生和亲密型学生都会留下来，和教师作进一步的交流，但疏远型学生则会在第一时间离开。这种差异化的表现，和我们之前所预计的情形是完全吻合的。

在这里，用很长的篇幅来展现了一次课堂教学实验的全过程，并且有意识地延伸观察了课后一段时间的情况。从中可以发现，不同类型的学生在课堂上和教师之间的互动状态是不一样的。有的互动是完整、充分而深入的，有的互动是程序化的、勉为其难的，有的互动则是非常简单甚至缺失的。这其实就恰恰反映了亲密型、中间型和疏远型三类学生在医学人文教育情景中与教师进行互动的情形。据此，我们可以对中间型学生的具体情况做出一些分析。

第一，从互动状态来衡量，在课堂上，中间型学生与教师之间的确是有互动，有些师生之间的互动还延续到了课后，但互动类型较为单一，互动内容也比较单薄。通过上述教学实验可以看出，这类学生愿意按照教师的要求进行聆听，愿意回答教师的提问，也能够讲述自己对于音乐作品的理解和感知。但很明显，这些表达是低水平的，甚至会让教师感觉到"被敷衍"。如果单纯从课上、课后的互动频次来看，中间型学生和后面将要分析的亲密型学生几乎没有差别。但如果进一步分析师生互动的具体情形就不难发现，中间型学生和教师之间基本上是"就事论事"的互动，或者可以称其为"完全工具性"的互动。比如，中间型学生所关心的焦点不是课堂所学，而是自己能不能顺利通过考核。后文会进一步分析指出，亲密型学生在课后会和教师作更深层次的交流：不仅能够就感兴趣的音乐话题和教师作深入交流，而且能够就专业教育和人文教育的关系、人文教育对于未来职业的影响甚至如何在诊疗中使用叙事的方法等深层次问题，和教师作深入沟通。从这个意义上讲，可以认为中间型学生和教师之间的互动是高频次、低质量的互动。所谓高频次，是相对于疏远型学生而言，中间型学生和教师之间的互动频次的确有所增加；而所谓低质量，则是指相对于亲密型学生而言，中间型学生希望通过互动能够顺利"过关"，工具性的意味显得更为浓厚。

第二，从关系方向来衡量，中间型学生与教师之间建立了双向联系，能够保障教学信息的有效传输。在弱互动状态下，教师和中间型学生之间的联系是稳定的。教师能够比较顺畅地将知识点传递给学生，同时通过师生互动，教师也能够比较及时地获得学生的反馈。在这种连通状态下，教师能够比较清晰地感受到教学信息在师生两个"节点"之间的传递和交换，也能在一定程度上保证教学效果。在参与观察中，笔者有意识地关注了不同类型的学生和教师在教学活动中的互动情形。比如，在某一次课堂上，笔者给学生讲述了一个婴儿和音乐的案例：

> 一个新生儿出生后，因为存在交叉感染的风险，婴儿被推进了其他病房，和母亲分离了。因为母子分离，婴儿的状况越来越差，烦躁不安，哭闹不止。面对这种情况，医生想了一个办法，让一个懂音乐的志愿者，拿着印度鼓，在婴儿床边弹着鼓点。慢慢地，孩子安静了。

讲完这个故事后，笔者当场要求学生谈谈自己的看法，为什么孩子能安静下来？我观察到，在场学生的回答大致可以分为以下几类。第一类学生显得有备而来，他们给出了这样的回答：

> 鼓点模仿了母亲心脏的跳动。从生理角度讲，婴儿在母体中一直能感受到母亲的心跳，所以在出生之后，妇产科大夫往往会在第一时间将婴儿放在母亲胸口，这样能很好地安抚新生儿。所以，鼓点的作用在于使用音乐节拍，让婴儿获得安全感。从广义上讲，这是音乐治疗的一种方式。

作为教师，这是我最希望听到的回答。在这门课上，我比较多地讲解了音乐与具体诊疗技术的关系。这一类学生能够将音乐治疗与专业知识联系起来，从教师的讲解中得到启发，做出富有联想力和创造性的回答，反映出师生之间的信息交换是充分而有效的。

相比之下，第二类学生的回答就显得简单多了，他们认为"大概是因为鼓点吸引了孩子的注意力"。从学理上讲，这种回答自然没错。但考虑到我提出上述问题的背景，是我已经在课堂上多次讲解了音乐治疗的原理和具体实践技巧。结合这个背景来观察，可以发现第二类学生和教师之间的确存在信息交换，但交换的深度和质量是有限的。笔者专门记录了上述两类学生的名字，并且和之后的访谈情况进行了对比分析，发现第一类学生和访谈中的亲密型学生高度重合，而第二类学生基本就是中间型学生。这也从一个侧面佐证，在中间型学生和教师之间构建的弱连通关系中，师生之间实现了信息交换和双向连通，但这种连通的效果并不是最佳的。

第三节　呼吁与回应：弱互动状态的再强化

沿着前述分析逻辑，中间型学生与教师之间形成了弱互动和弱关系联结。从积极的方面看，中间型学生对于医学人文教育具有一定的认知基础，也能采取较为积极的学习行为，弱互动状态下的教育效果优于互动缺失状态。从消极的方面看，因为中间型学生对于医学人文教育的认知、态度和行动在很大程度上基于个体兴趣和感性认知，在此基础上形成的弱互动状态是一种不稳定的关系联结，既可能通过持续性的人文教育活动强化学生的认知，从而巩固并形成更加积极的连通；也有可能随着个体兴趣的变化，特别是在高强度的专业学习压力下，个体兴趣可能出现衰减和转移，弱互动状态就很有可能衰减为互动缺失状态。因此，对于医学人文教育情景下的中间型学生和师生弱互动而言，如何实现师生关系联结的再强化，就成为非常重要的问题。

前文已经分析过，对于疏远型学生而言，在结束人文教育课程后，最常见的行动是"退出"人文教育情境。而对于中间型学生而言，如果要避免出现"退出"，一个很重要的教学策略就是对于学生提出的"呼吁"做出积极而有效的反馈。在赫希曼看来，组织成员在面对组织衰减时，并非一味地选择"退出"。比如，"不确定性可能使得参加者相信个人的努力，将自己的选择看作影响组织绩效的关键，进而采取呼吁行为"，也即是所谓的"在未知条件中可能发生的预测偏差"，将会影响人们的决策。又比如，赫希曼认为，许多组织对于成员的"呼吁"很敏感，如果组织能够敏感地觉察到成员的认知变化，及时采取有效举措，强化成员对于组织的"忠诚感"，就有可能避免成员选择"退出"①。

尽管赫希曼所关注的是组织现象和组织成员，但其关于"呼吁"和回应"呼吁"的分析思路，为本书分析中间型学生及其所处的弱连通状态提供了很好的借鉴。沿着赫希曼的思路，结合访谈资料和参与观察所得，可以认为中间型学生面对其所接受的人文教育，在对教育效果做出积极评价的同时，也存在不满并且希望得到改进。这就意味着两点：第一，中间型学生对于人文教育有期待，这种期待反映了他们对于人文教育的"忠诚感"，类似于组织成员对于组织的"忠诚感"；第二，中间型学生对于改善人文教育提出了建议，这种建议类似于组织成员为了改善组织运行状态而提出的"呼吁"。因此，如果教师群体（当然也包括教育管理者群体）能够及时回应学生的呼吁，给出积极的反馈，就能够有效地加强师生之

---

① 史普原. 组织衰减的回馈与恢复机制——读赫希曼《退出、呼吁与忠诚：对企业、组织和国家衰退的回应》[J]. 社会学研究，2010（3）：223-241.

间的双向联结，从而强化互动。

了解学生呼吁的一种有效方法，是在访谈中请学生来设计和规划一门人文类课程。有学生表示，如果由他来设计一门人文类课程，会主要考虑增进学生对于医学人文的理解和感知：

> 首先是确定课程的主题。我会选取与医学并不直接相关的人文类题材，拓宽学生的视野。课堂上，会尽量安排更多的图片、音频、故事，让课堂内容生动有趣。如果是艺术类的课程，可以安排一些小排练或者小实践，帮助大家更好地感受这个学科。（受访学生 ZMX）

还有的学生在回答此类问题时，也给出了与之相似的答案：

> 我会设计一门带领同学们欣赏电影的课程，可以精选几部电影，欣赏后同学们互相交流感受和理解，让愿意表达自己的同学说出自己的想法，羞于开口的同学通过聆听也可以有所收获。（受访学生 LJX）
>
> 我可能会设计一门专门讲解设计的课程，让同学通过自己的理解和感受，设计出自己的心灵家园，涵盖各个角度，如历史性、美学性、国学性等。（受访学生 DY）

这些受访学生对于人文类课程所做的设计和规划，反映出在他们心目中人文课程的理想状态，事实上，这就是他们对于医学人文课程所提出的呼吁：设置更多的欣赏类课程，帮助医学生更为直观地感受艺术美。但对于医学人文教育者而言，引导学生感知艺术美只是基本的、常规的教育教学目标，我们理应有更高的价值追求。比如，艺术教育作为实施学校美育的主要载体和渠道，不仅要承担传授艺术技能、培养艺术审美等基础性功能，还要全面渗透美育育人、全人发展的更高价值追求[①]。这就要求我们对于学生的"呼吁"，必须做出更高质量的回应，而绝不是简单的"迎合"。

在访谈中，中间型学生还直接针对如何改善医学人文教育效果提出了更为具体的呼吁：

> 完善硬件设施，比如多设置一些音乐教室、电影教室等。（受访学生 LJX）
>
> 课堂形式不错，但课程的选择面较为狭窄，最好能有更多角度、更多层面的课程的涵盖。（受访学生 DY）
>
> 目前的效果还不错，可以再多开设一些类似课程。（受访学生 ZYC）

[①] 李腾子. 新时代高校公共艺术教育的愿景、困境与发展策略 [J]. 中国人民大学教育学刊, 2023（5）：1-9.

需要加强对人文类课程的宣传。（受访学生 ZY）

人文类课程的种类较少，讲的内容（相比与校本部而言）也比较浅，学生的收获可能不是特别多。（受访学生 ZHZ）

课程类别应该更加丰富一些，所提供的教学资源如果能更丰富一些就更好了。（受访学生 ZY）

这门课就是给学生一个入门教育，激发学生对音乐的兴趣和爱好。因此课堂上的讲授不用大而全，但是要有重点。视频的力量是很大的，能吸引人。（受访学生 LD）

综合分析上述学生的访谈资料可以发现，中间型学生对于人文教育的"呼吁"主要集中在以下方面：一是改善人文课堂的硬件设施，为学生提供更好的学习环境；二是增加人文类课程设置，给学生更多的学习选择；三是调整课程设计、丰富教学资源，增强人文类课程的吸引力和感召力。从实践经验来看，这些"呼吁"都是非常中肯的。以硬件设置为例，据了解，在国内医学院校中，为人文类课程（特别是艺术类课程）提供专门场地的院校并不多。绝大多数的人文类课程和其他课程一样，都是在普通教室中授课。但事实上，人文类课程因其具有的互动性、过程性、养成性等特点，对于教学硬件条件的需求是多样化的。音乐课堂需要具备演奏、歌唱、聆听的基本条件，舞蹈课堂需要具备教学、练习的充足场所，一些与叙事医学相关的课程还需要各种多媒体设备的支持。配备这些硬件设施，需要从管理者的层面做出顶层设计和制度安排，这不仅是学生的"呼吁"，也是教师的"呼吁"。关于这种"呼吁"的回应，超出了人文教育情景的范畴，本书在后面的政策建议部分还将做出阐释。

除此之外，学生对于课程设计的"呼吁"，还需要引起教师的足够关注。比如，教师可以提供更多的课程选择集，在每一门课程中提供更加丰富而广泛的教学资源，尝试进行"小班教学"和"点对点"辅导等，这些都可以作为对于学生"呼吁"的积极回应。总之，对于一个组织而言，积极回应组织成员的呼吁，是改善组织境况的重要手段。同理，对于医学人文教育而言，教师在某种程度上扮演了组织的角色，如果能够采取更加积极的回应行动，就能强化学生对于人文教育的认同感和归属感，培养学生的"忠诚感"，学生也就会更加积极地与教师互动，从而将弱互动状态强化发展成为强互动状态。

第六章　亲密型学生与师生强互动

亲密型学生是医学人文教育工作者最希望遇到的学生。在学生分布中，亲密型学生居于正态曲线的另一侧，和疏远型学生遥遥相对，同样是少数群体。亲密型学生高度认同医学人文理念，积极接受医学人文教育，特别是将自己的未来职业发展与当下所接受的医学人文教育紧密联系起来，对医学人文教育形成了理性认知和正向评价，也因此采取了"亲密""亲近"的态度和行动。进入医学人文教育情景后，亲密型学生和教师之间形成了最为理想的师生强互动和关系强连通，并对最终教育效果产生了积极影响。在教学实践中，我们需要格外注意保护和强化亲密型学生对于医学人文教育的"信任"和"忠诚"，不断提升其信任感和忠诚度，从而有效巩固这种来之不易的强互动和强连通，并借此发挥感召效应，放大从众效应，吸引更多的中间型学生甚至疏远型学生对医学人文教育产生兴趣，实现强互动对于弱互动、无互动的带动和转化。

第一节　亲密型学生的认知和态度

经验观察显示，在三类学生中，亲密型学生对于医学人文教育的认识和理解最为全面而深刻，对医学人文教育的期望值最高，所给予的评价最为积极，并且基于这些共同认知形成了积极的态度和行为。亲密型学生具有如下共同特质。

第一，亲密型学生能够比较清醒地认识到，在医学科学和医学教育中，人文与科学相辅相成、不可偏废。笔者在结束对 2018 级临床医学专业 WBY 同学的深度访谈后，该生意犹未尽，又给笔者发了一封电子邮件，提供了一篇非常精彩的长篇论述，集中体现了她对于科学和人文的理解，对于本书也很有启发意义。为了完整呈现该名学生的思想，本书将这封邮件的内容全文引述如下：

"科学"与"人文"是不分家的。科学是探索自然的规律，是"求真"；人文则是探究人类社会的规律，是"求善"。需要科学为人类做出贡献，必须要有人文素养的支撑——高智商的罪犯已经屡见不鲜，利用科技犯罪的例子也数不胜数；而一个社会的进步，也依赖科技的发展，科技的快速发展，甚至能够改变人们看待问题的方式，就如 HPV 疫苗能够对宫颈癌起到预防作用，这在神学统治科学的年代是无法想象的，这种疫苗的出现也为攻克癌症难关增长了信心。可以说，科学与人文有相互促进的关系。

对临床专业而言，人文更是在从业过程中不可缺少的一环。医生是患者直接面对的人，因此医生的人文素养就显得尤为重要。医者对患者的同理心，比"不择手段"的治疗有时更为重要。对于医生而言，最重要的是关爱病人疾痛，这是医师的执着信念，将促使医生产生一种无穷的动力，尽一切努力去医治病痛，使诊断治疗服务尽可能达到尽善尽美的程度，在没有办法时想出办法，在少有希望的情况下为病人带来希望。对不了解专业知识的患者而言，希望也许是比化验单更有说服力的东西。有时，希望也不仅存在于药物与技术中，让患者感受到生活的美好，如享受一束明媚的阳光，聆听欣赏一首优美的音乐，也可以为患者带来愉悦。愉悦的心情，也能够激活患者体内某些对抗疾病的因子，还能够让患者更加信赖医者。

医学属于科学，因为它也如物理、数学那样，有着太多的未知等待发掘，但也属于人文——它不只需要知识基础，更需要沟通。我们今日提倡的医学人文观，不应仅是重提古代的"医乃仁术"的人文观，也不只是限于传统医学人道主义的人文观。医学最重要的是尊重、热爱和敬畏生命，以维护生命作为医学的最高使命和职责。

踏入这门生命的学科，既要保障患者的权益，解决他们的病痛，也要充分发挥人文情怀，怀着尊重和敬畏生命的心态，为患者进行救治，为保障患者的生命权和健康权尽自己最大的努力。在医学领域，科学与人文密不可分，相互促进。

（受访学生 WBY）

受访学生 WBY 的这段话非常精彩，非常深刻，也非常感人。实事求是地讲，能够在较短的访谈时间中得到如此深刻的思想反馈，是笔者所未曾预想到的。这段话既表达了医学生对于科学和人文的深刻理解，也表达了医学生对于医生这个职业的敬畏和尊重。她的阐述契合并呼应了众多学者都高度一致的观点，即医学教育的整体价值不仅体现在"解除病痛的技术价值之上，也体现在抚慰和减轻病人精神痛苦的人文价值之中"[①]。有理由相信，在这样的学生身上，医学人文教育和其自身的修养境界将产生非常积极而有价值的互动，并且对其日后从医生涯产生持续而积极的影响。

---

① 王一方. 敬畏生命——生命、医学与人文关怀的对话 [M]. 南京：江苏人民出版社，2001：138.

需要指出的是，在亲密型学生中，大多持有和受访学生 WBY 同样的观点，在此还将继续摘录部分访谈资料：

> "科学"是一门严谨的学科，是非的判断容不得一点偏差。"人文"则有更多的"不确定"，它并非"非黑即白"。科学的进步为我们带来了更高的技术手段，是我们的物质基础。"人文"则为我们带来了精神的充盈和丰富，让我们更好地成为"人"，二者相辅相成，缺一不可。（受访学生 WH）

> 科学与人文在巅峰握手。在每一个小的地方，科学与人文都是不可分割的。就个体而言，既要有学术，也要有生活。只有科学思维而没有人文关怀，那是机器而不是真正的人。就整个学术界或整个社会而言，毕竟科学技术只是手段，最终目的在于促进人类更好地生存和发展。若是错把手段当目的，就本末倒置，但只有科学发展，人才能更好地生存。（受访学生 YJC）

这些理解同样深刻而精彩。尽管在篇幅上没有受访学生 WBY 那么长，但其所呈现出来的思想深度却毫不逊色。对于笔者而言，能够从受访学生中获得这样的认知和理解，是足以令人欣慰的。

第二，亲密型学生意识到了医学人文教育的社会性功能指向，能够从医生与患者、医学与社会等社会关系层面理解医学人文教育的意义。默顿曾经指出，"随着社会环境复杂性的提高，医学行业专门化的加强，以及医生与患者之间在医疗服务范围之外的交往日趋减少，把患者的社会背景列入考察内容这个问题已变得更加突出"。默顿认为，这个问题是普遍存在的，"在很大程度上，人们忽视了把患者看作具有特殊的环境和特殊精神背景的个体"，因此很有必要转变传统的医学教育策略，引导医学生更新对医学的认识，将医学看作既是生物科学，又是社会科学；培养医学生不仅要关心医学、而且要关心社会，不仅要关心病理学，而且要关心人类的生活环境和意愿感情[1]。在对于亲密型学生的访谈过程中，可以很欣喜地发现，他们对于医学人文教育意义的解读，在某种程度上和默顿的思想产生了共鸣。比如，有学生讲述道：

> 在医学教育中开展人文教育当然有意义。对医学生自己有意义，对未来他将面对的患者有意义，对他未来将建立的家庭、工作的环境都有意义，也因此对社会有意义。人不是孤立而存在的，一个人所受的教育会随着他的活动而使得意义逐渐显露、发散、扩大。人文教育是对人的关注、关怀、关爱，有益于个人发展和社会和谐，必然意义深远。（受访学生 YJC）

---

[1] 默顿. 社会研究与社会政策 [M]. 林聚任，译. 北京：生活·读书·新知三联书店，2001：174-177.

和默顿的主张类似，受访学生 YJC 也认为医学应该体现对人的多方面的关注，仅有的不同在于，默顿强调了医学教育策略，而受访学生 YJC 则直接提及了医学人文教育。在这方面，受访学生 YZY 的认知更为直接："作为医生不能只学习医学知识，还必须培养自己的情操，在医患关系紧张的情况下，才能更好地与病人进行交流。"这名学生的见解更接近于默顿的思想，揭示出医学人文教育在培养医患沟通能力、改善医患关系方面的重要作用。

医学史学家罗森伯格在关于现代医学困境的讨论中指出，医学具有明显的社会功能，不能将治疗简化为技术过程和分子机制。他提出了"社会效益"（social efficacy）和"医学公民"（medical citizenship）两个概念，前者强调看待医学的角度问题，认为应该从个体、家庭、社区、国家和全球等不同的层面以及不同的时间点来考虑医学这一特殊实践及其影响，坚持"社会中的医学和医学中的社会的思考方式"；后者则表明"医学有着独特的社会功能、道德史以及身份认同感"，应该"将医学看作一种思考社会的方式，也将社会和政治学看作理解医学后果的方式"，用"社会取向和整体路径"来反对"实验室取向的还原论医学"[①]。在访谈中，也有学生表达了类似于罗森伯格观点的论述：

> 医学生不仅要掌握医学知识，还要懂得人文关怀。医疗的发展阶段并不能让我们去治愈病人，更多的是安慰他，让他激发起自己的免疫系统，自己保卫自己，医生能做的其实是很有限的。（受访学生 LD）

从这些认知中可以看出，亲密型学生对于医学人文教育的理解超越了自身感受的层次，能够在更为宏观的层面对医学人文教育做出解读，能够发现医学的社会价值和"社会效益"，也能够从"医学公民"的角度来做出思考。这些理解和认知，都为亲密型学生更加积极有效地接受并参与医学人文教育提供了先决条件。

第三，亲密型学生能够将正在接受的医学人文教育和未来的医务职业规划结合起来考虑，认识到人文教育不仅是学习、生活和工作的"积极性调节"，更能对未来的职业发展产生积极意义。我们可以从以下访谈资料中感受到亲密型学生的深远考虑：

> 我自己在以后希望从事整形外科行业。这个工作是对人们的脸孔进行重塑，非常需要从现在开始就积淀对艺术和审美的培养。因此，从学习和生活中全方位地了解艺术和美是必不可少的。我在北大本部还选修了西方美术史课程，也是出于这样的考虑。（受访学生 LMT）

[①] 罗森伯格. 当代医学的困境 [M]. 张大庆，译. 北京：北京大学医学出版社，2016：9-10.

　　我希望以后能够成为一个优秀的医生。作为患者直接面对的人，我觉得人文教育对我非常重要，沟通也是治疗的一个关键步骤。"偶尔是治愈，常常是帮助，总是去安慰"这句话描写了医生工作的内容。疾病并非 100% 可治愈的，因此，在研究如何治疗的同时，也需要关注到患者内心的健康。（受访学生 WBY）

　　从上述表述可以看出，亲密型学生选修医学人文类课程的动机是很清晰的。他们不是一时冲动，也不是盲目或随机地选修某门课程，而是从自己的实际需求、特别是从未来从事医学职业的需求出发，做出的理性而慎重的选择。基于这样的选择，他们更有可能在学习中采取积极的态度。

　　对于教师而言，亲密型学生是难能可贵的"珍宝"，最有可能实现医学人文教育的预期目标。在与同行的交流中，大家不止一次地表达了对于这一类学生的希冀和期待：

　　这些年来，我遇到过一些很优秀的学生，从他们身上，我能够感受到人文精神的印记。他们对未来的医生职业充满了期待，非常有热情，而且非常愿意在从医的时候，用课堂上学到的东西来帮助患者。（受访教师 G）

　　这位老师分享了她所开展的教学实验。在她的课堂上，这一类型的医学生尝试着去欣赏教师提供的影视作品和文学作品，并且从中获得了如何更好地开展人文医学实践的启发，能够更加耐心地倾听患者的讲述，"投入"地理解患者焦虑的心情，设身处地地提供个性化的诊疗方案，不仅得到了患者的理解和配合，而且也取得了更好的医疗效果。

　　总的来看，亲密型学生对医学人文教育理念和教学安排具有明确的内心确信，形成了较高程度的认同，也体现了亲近的态度和积极的行动。这些学生能够将目前所接受的教育和未来的职业发展联系起来，珍视人文课堂的学习机会，和教师的互动频繁而积极，在课堂上的表现更为活跃，在学习中也会倾注更多的时间和精力。特别是在极为繁重的专业学习压力下，他们珍惜每一次接受人文教育的机会，积极参与教学并且提出自己的建议，他们所采取的行动以及行动背后的主观逻辑，和前面两类学生是完全不同的。

第二节　强互动状态下的医学人文教育

　　从互动状态来衡量，亲密型学生与教师之间形成了高频次、高质量的互动。首先是高频次的互动。在笔者所开设的人文课程的课堂上，教师提出的问题，大多由这些学生做出回答。在小组讨论和课堂报告中，这些学生的提前准备最充分，发言质量最高。在课堂教学结束后，这些学生很乐意与教师就教学内容进行讨论。更难得的是，这些学生会连续几年选修笔者开设的不同课程，对于人文课程的"忠诚度"很高。其次是高质量的互动。以笔者开设的中西方音乐简史及音乐名作赏析等课程为例，这些课程要求每名学生在学期结束选择一名自己感兴趣的音乐家，根据自己对该音乐家的了解并假设自己是一名教师，制作一份可用于课堂教学的 PowerPoint 演示文稿。这些学生提交的演示文稿，制作精美、内容丰富，既有生平和作品介绍，还有个人鉴赏和点评，同时还附带提供了很多高音质、高画质的多媒体资料，体现了对于音乐家和音乐作品的理解。在访谈中，这些学生还会就如何改进课堂教学、提高教学质量提出很多具有建设性的意见建议，这些都是高质量的教学互动。

如果对亲密型学生和教师之间的互动作进一步分析就会发现，这种高质量互动还有两个突出特点：一是师生之间形成了共同的价值与规范，即符号互动理论所强调的共同知识，这是师生强互动得以实现的重要前提；二是师生互动实现了从课上的正式互动向课下的非正式互动的延伸，丰富了互动内涵，提升了互动质量。关于前一个特点，有国内学者指出：

> 教师和学生在教学中的互动得以实现需要一个前提，即一套共享的价值与规范……对学生而言，只有形成这样一种价值与规范，他们才能与教师形成一种良性的互动并从中受益——获得能力的提升。[1]

换言之，这种师生共享的"价值与规范"就是符号互动理论所主张的共同知识。经验资料显示，亲密型学生在主观认知上高度认可医学人文教育的内容理念和价值规范，对可能获得的教育收益赋予了积极预期，这种认知有利于在师生之间建构起具有共同价值观念和态度倾向的共同知识，保障了师生之间的良性互动。

关于后一个特点，可以在现实中观察到，师生强互动不仅包括了围绕医学人文教育教学所开展的互动，而且还延伸到心理和情感层面，具备了考克斯提出的"人际性互动"的内涵，即师生关系超越了教学情景，出现了情感和心理层面的互动。这种师生互动突破了教学内容的局限，会围绕心理感受、个人理想、未来发展、价值观念等更深层面的话题开展互动，并发展出更为亲密的师生关系。

从关系方向来衡量，得益于师生之间稳定的强互动，亲密型学生和教师所形成的关系联结不仅是双向的，而且是稳定的双向联结。首先，这种稳定的双向联结

---

[1] 杨善华."意识"、"见识"与教学过程中学生主观能动性的发挥——一个现象学与现象学社会学的视角 [J].北京大学教育评论，2009（1）：183-187.

表现为信息传递—接收—反馈机制能够在较长时间实现稳定运行。笔者曾经进行了为期 13 周的参与观察，发现在一段长时间的教学过程中，亲密型学生和教师之间的信息沟通渠道始终是完整而畅通的。在课堂上，教师和学生能够进行即时的问答；对于学生的课堂发言，教师在做出现场点评后，也能得到学生的积极反馈。其次，这种稳定的双向联结还表现为教师和学生扮演了"双中心"的角色，课堂信息传递由教师直接控制转变为师生共同控制。学生不再被动接收教师发出的信号，而是从自身心智和认知结构出发，对教学信息做出感知并进行选择，不仅可以观察到教学信息在师生两端之间的充分交换，还可以观察到从学生端发出的强信号。这种强信号通常表现为就改进课堂教学方式提出建议，或者要求教师增加新的教学内容、扩展教学广度、提升教学难度等。这种情况在笔者所开设的钢琴弹唱、钢琴演奏技巧、聆听与歌唱等对于互动要求比较高的课程中，表现得尤为明显。这些学生在课程中，经常会发表自己对于教学的观点和建议，甚至要求教师为其"一对一"地进行指导，增加授课内容并提高教学难度。

在考察三种不同类型的学生与教师的互动情形时，本书提及了"信号"机制。在社会关系网络中，行动者之间的关系联结往往是通过传递、接收和反馈信号来实现的。在这个过程中，行动者既要对接收到的信号以及信号反馈形成自己的理解，还要在这种理解的基础上选择行动。博特认为，在社会关系网络中，行动者之间的联结是"非匀质"的，信息也不会"匀质传播"——"信息从一个人向另一个人流动的可能性与他们之间关系的强度成正比"[1]。这就不难理解，为什么不同的连通状态会带来不同的教育效果。在医学人文教育情景中，不同类型的学生和教师之间的关系联结是差异化的，有强弱之分。在不同的关系状态中，信息（或者信号）传播的速率、质量、完整度也不同。教育效果高度依赖于信息传递效率，因此也呈现出不一样的结果。以下是笔者在课堂上开展参与观察所得到的资料：

> 当我在课堂上提出一个问题的时候，会从学生那里得到完全不同的反应。有的学生能够对这个问题进行"加工"，融入自己的思考，特别是来自于临床实践的思考，给出很有创意的回答。而有的学生，则完全是被动的，照本宣科式地回答问题。还有一些学生，就完全没有任何反应，甚至很"惧怕"回答问题。

从笔者的观察中，展现了几种完全不同的信号传递状态。如果进一步追问"这些给出不同反馈的学生和教师的关系怎么样"的时候，我们会发现：

> 能够积极思考和反馈的学生，通常就是那些在课堂上表现最积极的学生，他

---

[1] 博特. 结构洞：竞争的社会结构 [M]. 任敏，李璐，林虹，译. 上海：格致出版社，上海人民出版社，2008：14，19.

们在课下也和我保持了很好的关系，他们经常追着我提问题，找我要更多的学习资料。而其他学生，则基本上和我没有什么互动。

另一名教师也谈到，在要求学生欣赏医学影视作品并发表感想的时候，态度积极的学生会"一如既往地积极"，而态度消极的学生则是"一如既往地消极"（受访教师 G）。上述受访教师的讲述，和笔者在课堂上的观察是一致的。在笔者所开设的音乐鉴赏课堂上，有的学生能够保持整个学期的积极态度，每堂课都能和笔者进行密切互动，也非常愿意在课堂上向所有学生分享自己的学习收获。这一类学生从不满足单方面地接收知识，而是很乐意向教师和同学们反馈自己的心得体会。在和这一类学生的互动过程中，来自教师端的知识和信息，不仅能够很完整地传递给学生，而且还能从学生端得到"增值反馈"。换言之，在和这一类学生的教学互动中，知识不仅被传递和生产，而且实现了再生产。

由此可见，在不同的师生互动状态下，信息的传递和反馈状态是完全不同的。在互动缺失状态下，来自于教师端的教学信息，因为缺乏有效连通，难以完整传递给学生；在学生端，因为对于医学人文教育的认知、态度和行为逻辑都体现出很弱的动机，影响了信息接收状态，进而导致教育效果很差。在弱互动状态下，学生对于从教师端传递而来的信号，能够做出积极理解和反馈，但教师较少能接收到从学生端主动发出的与人文教育有关的信号。而在强互动状态下的教学活动，既可以实现工具性的直接学习，还可以实现基于人际关系和情感纽结的间接学习，保障师生互动机会和频率，增进师生之间的交互感知质量，帮助学生更好地习得价值规范和人生经验。在师生之间密切互动和亲密关系的影响下，信息传递呈现出"多极化倾向"，不仅在教师和学生之间可以实现充分而顺畅的信息交换，而且在学生和学生之间也可以观察到信息交流所诱发的思维"火花"。得益于师生之间和学生之间更为牢固的共同知识基础，各方行动者可以自由交换意见或参与多方的活动。这种信号作用机制，加深了行动者对于自身所处环境的理解和认知，有利于增强对于医学人文教育情景的认同感和忠诚度，从而持续强化教育效果。

第三节　信任与忠诚：强互动状态的巩固

一、信任与忠诚的衡量：选课意愿点的分配

在研究过程中，对不同学期选修笔者所开设课程的学生情况进行了汇总分析，发现一些学生的名字多次出现，这意味着有学生在不同学期都选修了笔者所开设

的人文课程。比如前文提到的受访学生 FYJ，他在 2019 年秋季学期选修了笔者开设的"聆听与歌唱"课，又在 2020 年春季学期选修了笔者开设的"钢琴弹唱入门与名作赏析"课。这些现象启发笔者思考，是否可以这样来理解：部分医学生对于某一名教师开设的人文类课程具有"忠诚度"。他们选修人文类课程的一个重要原因，是因为信任或者欣赏某一名教师，因此在不同学期都会去选修该教师开设的课程。为此，在访谈和参与观察中，对这些表现出"忠诚度"的学生给予了特别关注。按照此前设定的综合判断标准，这些学生都可以归入亲密型一类。甚至从某种意义上讲，他们在亲密型学生中也是出类拔萃的。如果从细微处进行观察，亲密型学生内部也是有不同表现的。比如，同样是归入亲密型一类，有的学生提交的小组报告和学期作业就比其他学生的质量更高。一个有趣的发现是，这些在不同学期多次选修笔者所开设课程的学生，他们的课堂表现和作业质量的确比其他亲密型学生更好，可以称为亲密型学生中的优等生。对于从事医学人文教育的教师而言，这种优等生自然是多多益善。如果说对于强连通状态还有改进期待的话，这种期待应该就是培养更多亲密型学生中的优等生。基于上述观察所得，本书认为对于强连通状态而言，如果试图持续巩固这种理想的连通强度，从而实现更高水平的教育效果，很重要的一点就是关注这一类亲密型学生中的优等生，分析他们的行动逻辑和主观动机，尝试着找寻出其中隐含的规律性，这将有利于进一步发展强连通状态及其教育效果。

从人数上看，因为亲密型学生在三类学生群体的分布中相对较少，而这些表现出"忠诚感"的优等生，又是亲密型学生中的"少数派"，数量就更少了。因此，对这些学生给予了重点考察。例如，在结束了为期一个学期的"钢琴弹唱入门与名作赏析"课程后，一个名叫 WBY 的女孩一直在教室门口等笔者，笔者和她之间发生了如下这段有趣的对话：

> **我**：你有什么事找我吗？是不是有什么地方没听懂？
> **WBY**：（摇摇头）老师，下学期这门课能不能开一个高级班？我和其他几个同学还想继续学。
> **我**：因为场地和时间限制，下学期不会开新课。
> **WBY**：（浮现出明显的失望表情）为什么您的课那么难抢啊？能不能扩大学生数量？我好几学期都没抢到您的课。这学期终于抢到了，但只上一学期太少了。
> **我**：你的通选课学分不够吗？
> **WBY**：早就修满了。我只是想多学学。
> **我**：下学期我会开一门课，叫"聆听与歌唱"，你如果感兴趣可以选。
> **WBY**：太好了。但是老师，您的课很难抢到。我能否把我的学号账户和密码告诉您，您能指定我选您的课吗？

我：还能这样操作吗？我很想帮你，但好像这样做行不通吧？

WBY：那好吧。那我把全部的意愿点都押上，希望能选上。①

通过和 WBY 的上述对话，发现了分析此类学生行动逻辑的一个有效切入口：意愿点。在这里，首先需要对"意愿点"作一点必要的说明。以前，在国内许多大学或者医学院校的选课制度中，并没有"意愿点"这样的环节。学生如果想选修某一门课程，直接通过规定渠道提交选课申请即可。如果选课人数超过了这门课程所设定的上限，则由教务部门或者教师本人做出取舍。近年来，在笔者开展参与观察的高等院校，随着教师授课水平和学生学习兴趣的提升，部分课程成为了所谓的"热门课"，申请选课的人数急剧增长，远远超出了课堂所能承受的范围。面对这种情况，教务部门和教师自行做出取舍的决定就很困难了。最大的困难在于，因为缺乏足够充分的信息，教师无法判断某一名学生选课的真实意愿——究竟是真的有学习需求，还是仅仅是"跟风"而已？在这种背景下，大学优化了选课制度，设置了"意愿点"环节，即学生在选修某门课程时，必须在选课系统中对这门课赋予一定数量的意愿点。意愿点体现了学生本人选择某门课程的意愿程度以及对这门课的重视程度，学生在选择一门课程时可以指定该课程的个人意愿点，但全部课程的个人意愿点之和不能超过 99。换言之，一名学生对某门课所赋予的意愿点越高，越能表明他的真实而强烈的学习意愿，他最终能够选上这门课的概率就越大。相应地，因为意愿点的总数是固定的，因此他只能对别的课程赋予较少的意愿点。对于学生而言，这是一种选择。这种选择，意味着他要对自己的选课行为付出机会成本，因为他选修了某门课程，就会放弃成功选上其他课程的机会。那么，学生对于教师的这种"信任"，就表现为愿意付出较大的选课成本（机会成本），以选修特定教师开设的课程。而一种"最极端"的做法，就是为了成功选上自己最想学的课程，学生会不惜在一门课上投入全部意愿点。

后文将要分析学生行为选择背后的注意力分配机制。这个机制的基本逻辑是：学生的注意力（学习时间）是一种稀缺资源，学生必须在专业教育和人文教育中做出分配，这可以解释为什么有的学生愿意花费更多时间在人文教育上面，而有的学生却正好相反。事实上，意愿点就是一种典型的稀缺资源，也能够很直观地反映出学生的行为选择。可以想见，学生对自己所拥有的 99 个意愿点做出怎样的分配，恰恰反映了他的主观偏好和行为动机，折射出他对于不同课程、不同教育的认知和态度。这种对于意愿点的分配行为本身，就说明了行动者所赋予的主观动机。

①非常遗憾的是，最后因为选课人数的限制，即便是 WBY 投入了全部的意愿点，依然未能成功选上这门课程。但我和她却一直保持联系，并在此后的其他课堂上再次见到了她。我们之间的互动，即使到了现在，依然在继续。——笔者注

结合刚才引述的受访学生 WBY 的案例，她为了成功选上笔者所开设的课程，投入了全部的意愿点，这一行为充分表明了她对于笔者和笔者所开设课程的信任。那么推而广之，如果一名学生在医学人文教育课程上愿意投入更多的意愿点，就说明他对于医学人文教育建立了信任；而如果他持续多个学期都在医学人文教育课程上投入了比其他课程更多的意愿点，就能说明他对于医学人文教育建立了忠诚。更进一步讲，如果有的学生在已经完成了规定学分之后，依然愿意在医学人文教育课程上投入较多的意愿点，就更能说明他对于医学人文教育的信任和忠诚是稳定而持续的。上述论断也得到了经验事实的验证。还是以受访学生 WBY 为例，前文曾经引用了很长一段 WBY 关于科学与人文关系的阐述。而从本节所引述的笔者和 WBY 的对话中可以进一步发现，在已经完成了教学制度所规定的选修学分后，WBY 依然愿意继续选修笔者的课程，并且愿意为选修课付出相当大的机会成本（全部 99 个意愿点），这可以很清楚地判断出 WBY 对于笔者的信任以及对于笔者所开设的人文类课程的忠诚。

二、信任与忠诚的相互强化

通过对意愿点制度的考察以及对学生分配意愿点的行为观察，我们可以找到衡量学生是否信任和是否持有忠诚的适当标准。那么，在医学人文教育的特定情境和语境下，这种信任和忠诚到底意味着什么？对医学人文教育又将产生什么影响？

关于信任，从不同学科特有的研究角度以及不同理论体系特有的阐释角度，可以给出不同的定义和理解。心理学和社会学的已有研究表明，信任既是一种心理过程，也是一种社会行动。作为心理过程，信任受到个体心理认知的影响，是基于认同、理解和依赖而做出的行为。正如诺丁斯所强调的那样，如果师生要组成一个能够延续的集体，就必须实现师生双方的互相同意。换言之，我们不能强迫任何一个学生跟从一个他所反感或者害怕的教师[1]。作为社会行动，科尔曼从委托—代理的角度出发，认为信任是一种预期，信任关系的确立取决于行动者对于给予或者接受信任可能带来的预期收益和损失进行权衡的结果[2]。国内学者刘世定对信任作了如下界定：

> 所谓信任，是指在外在的约束制度不完全，且行为主体 A 不迫使行为主体 B 采取前者所希望的行动的条件下，A 对于 B 不会做出对 A 不利的行动的预期。也可以这样说，信任是在有可能产生机会主义行为的条件下，A 对 B 不会对之采取

[1] 诺丁斯. 学会关心：教育的另一种模式：第二版 [M]. 于天龙，译. 北京：教育科学出版社，2014.
[2] 科尔曼. 社会理论的基础 [M]. 邓方，译. 北京：社会科学文献出版社，1999：108-136.

机会主义行为的预期。①

在科尔曼和刘世定的分析中，都认为在信任关系的建立和作用过程中，信息、制度和人际关系扮演了重要角色。从笔者的经验观察也可以发现，学生对于教师的信任，首先取决于学生对于人文教育的理解和认同，这是学生带入信任关系的先赋性因素。在此基础上，师生之间的信息交流、稳定的人际交往以及外部制度环境的正向影响，都有助于强化这种信任关系。在这种信任关系中，学生认为，继续保持和教师之间的强连通，能够为其带来更大的收益。这种收益不是经济学所关注的物质收益，更多的是精神和心理层面的收益。亲密型学生会认为，信任教师，继续选修人文类课程，能够让自己得到更好的成长，对于自己未来的职业发展也更加有利。为此，他们通常会愿意在选修人文类课程时，付出较多的意愿点，以表示对于这一类课程的特殊偏好。大部分亲密型学生都表达了如下观点：

> 在我以后的职业生涯中，会更加注重对患者的人文关怀，提高患者治疗效果，改善医患关系……通过音乐、美术、书法等人文课程，我能获得更多技能，了解不同领域的知识……提升人性境界、塑造理想人格，同时开阔思维，创新发展。（受访学生 ZWY）
>
> 对我以后的职业很有帮助……我可能会面对很多精神问题患者，他们的痛苦可能不止是肉体上的，更多是精神上的……能帮助我更好地理解他们异于常人的境遇与困惑，从而更好地治愈他们。（受访学生 TYT）

在建立起足够稳定的信任关系后，亲密型学生表现出了对于医学人文教育的"忠诚"。这种忠诚，既体现为愿意继续学习人文课程，并且为了某门课程而付出较大的机会成本（比如时间和精力）；也表现为在结束一段时间的医学人文教育后，依然会和人文教育活动发生关联。更为重要的是，即便我们只考虑在特定教育情景下的信任与忠诚，也可以清晰地看到二者之间的正向强化关系。信任和忠诚不是相互隔绝的两个环节，而是紧密联系在一起的。国内学者沈原在一项劳动社会学的经验研究显示，信任可以带来忠诚，也可以巩固和强化原有的人际关系，从而约束不满②。同样地，忠诚也会强化已有的信任关系。这不仅意味着学生出于对人文教师的信任，愿意继续为人文教育投入学习资源；而且意味着即使对医学中的人文现状存在不满，他们也会约束这种不满，更多地采取呼吁和积极改善的行动，有利于持续维持和巩固与医学人文的强连通。

---

① 刘世定. 经济社会学 [M]. 北京：北京大学出版社，2011：218.
② 沈原. 市场、阶级与社会：转型社会学的关键议题 [M]. 北京：社会科学文献出版社，2007：244-259.

　　从这个意义上讲，信任和忠诚是可以相互促进和转化的。但是，要获得这种互相强化的关系，还需要满足一定的条件。比如，适当的课程设置和教学安排，为教师和学生之间形成充分而深入的互动提供必要条件，这就要求将人文教育中传统的"大课堂"变为"小班教学"。对此，有学者提出，医学人文课程大多以大班的形式（100～300人）开课，"客观上阻碍了一些适合医学人文教育特点的先进教学方法的开展"，因此呼吁"以小班形式进行实践教学，鼓励专题讨论、PBL、CBL等教学方法改革"①。近年来，在笔者所在大学的医学人文教育课堂上，已经出现了许多"小班教学"的尝试，都取得了很好的教育效果，得到了教师和学生的积极反馈。又比如，更加符合医学人文教育特点的评价模式，为这一独特教育模式提供更为灵活的施展空间。为此，本书提出建立从行动者维度出发的评价机制和质量保障机制，改变目前通行的体制化治理模式和技术化评估机制，以体现医学人文教育的持续性、过程性和潜在性特点。这些条件可以被认为是改进医学人文教育的政策建议；但也同时表明，在教师和医学生之间建立起信任和忠诚的良好关系，不仅需要行动者本身做出努力，也离不开外部制度环境的支持。本书在交代基本概念和分析框架时就已指出，教师和学生嵌入医学人文教育情景，在这一特定的制度环境下进行互动。因此，师生互动和关系联结势必会受到外部制度环境的影响，如果能够从外部制度环境入手做出调整，将对改善师生互动状态以及维持师生强互动提供有力保障。

---

① 燕娟. 美国医学人文教育模式对我国的启示 [J]. 中国医学伦理学，2017（6）：689-692，746.

第七章　医学生内部分化与师生互动的形成

在前面的若干章节中，本书反复论述了这样一个过程：在进入医学人文教育情境后，学生的态度和认知影响了行为，进而带来了医学生的内部分化，也即身处同一个医学人文教育情景中的医学生，分化为不同的群体类型。本书根据医学生对于医学人文教育的态度、认知和行动，将这种内部分化描述为"疏远型""中间型"和"亲密型"三种。现实观察证实，三种类型的医学生和教师之间建立起不同的互动状态和关系联结，并最终对医学人文教育效果产生了不同影响。如果我们进一步追问，就会提出如下问题：医学生为什么会出现内部分化？对于这一问题，在前面的章节中已经部分得到了解答。本书认为，医学生带着自己的先赋特质进入医学人文教育情景，并对所处情景给出了不同的定义，赋予了迥异的主观意义，并由此生发出不同的行动，其外在表现就是医学生可以被划分为不同类型。沿着这个问题再做进一步思考，医学生的内部分化是否可以理解为不同类型的医学生选择了不同的行动？那么，这种行动的选择机制又是什么呢？本章将首先解决这个问题，在医学生面对医学人文教育采取行动时，是什么机制影响了其行为的选择？对这个问题的回答，和本书前面章节的讨论组合起来，能够更充分地解释医学生的内部分化。除了上述问题，我们还可以追问另一个问题：医学生和教师之间为什么能够发展出互动关系？换言之，两个本来相对陌生的行动者，在进入同一个教育情景后，是怎么建构起来互动关系的？师生互动是怎么获得的？其内在机制又是什么？本章在讨论师生互动的获得机制时，所使用的理论视角和分析工具是"连通性"。需要指出的是，医学生的行动选择机制和师生互动的获得机制在不同学生群体中都会发生作用，但在有的群体中会表现得更加突出。因此，本章在分析不同作用机制时，会选择特征最为明显的群体作为例证。

第一节 注意力分配机制：医学生行动的内在逻辑

经验观察告诉我们，不同类型的学生在面对医学人文教育时，会有不同的表现：有的学生会显得很疏远，有的学生会显得很亲近，更多的学生则介于二者之间。为什么会存在这种差异呢？行为主义心理学的代表人物伯尔霍斯·弗雷德里克·斯金纳（Burhus Frederic Skinner）在《科学与人类行为》一书中，提出了分析人类行为发生过程的"三环节因果链模型"：①从外部对有机体进行的操作；②内部状态；③行为。斯金纳指出，人们通常习惯于从第二环节（内部状态）中寻找第三环节（行为）的原因，寄希望于通过分析情感、思维等，来找到解释人类行为的钥匙。但这些内部状态的存在和出现也是有原因的，必须依赖于第一环节（外部环境因素）才能发挥作用。因此，"真正理解行为的原因就必须建立起第一环节与第三环节之间的函数关系，把外部环境因素看作决定行为的根本原因"[①]。经验观察告诉我们，学生对于医学人文教育形成了差异化的认知和态度，并据此采取了差异化的行为。从表面现象来看，这是一种心理认知过程，是完全个体化的自主行为过程。但按照斯金纳的观点作进一步分析就会发现，学生的认知、态度和行为都无可避免地受到了外部环境的影响。比方说，社会发展对于医学和医学人文教育形成了期待，这是客观存在的外部环境。问题的关键在于，不同学生对于这种外部环境形成了不同的理解，这种理解在很大程度上决定了学生如何看待医学人文教育和医学专业教育的关系。因此，将学生的认知、态度和所采取的具体行为组合起来，实质上反映出不同类型的学生，对于医学专业教育和医学人文教育有不同的偏好，并基于偏好差异对于自身的注意力资源进行了不同的配置。

本书在分析疏远型学生时，提出了"弱主观意愿导致弱行为动机"的解释。从客观原因上分析，疏远型学生因为面临极大的专业学习压力，没有时间也没有精力关注人文教育。正如有的学生所言，"我们的课业非常紧张，不宜在专业课程之外花费太多时间"（受访学生 JCL）。这种解释思路沿袭了斯金纳的"三环节因果链模型"，试图从外部环境出发来解释学生行为，但是这种思路所看到的外部环境，对于所有学生都是无差异的。换言之，我们很难从无差异的外部环境推导出差异化的态度、认知和行为。事实上，我们会发现在所有医学生都同样面临高强度专业学习压力的情况下，仍然有相当数量的学生对人文教育保持兴趣并采取了相对更为积极的学习态度，这说明上面的逻辑解释力并不能完全让人满意。这就

[①] 杨鑫辉. 西方心理学名著提要 [M]. 南昌：江西人民出版社，2013：154.

提醒我们，有必要对于学生的行为选择，提出更为合理的解释路径。

本书认为，在学生选择采取何种行动的过程中，注意力分配机制（attention allocation）发挥了重要作用。注意力分配是一套理论体系，也是一个可以尝试的有趣思路。本书认为对于医学生而言，注意力（学习时间）是一种稀缺资源。默顿在研究医学教育时曾经关注到医学院课程表的时间计划："医学院的时间表限定在相当狭窄的范围之内……这意味着医学院中各系及其成员事实上争占学生的宝贵时间……各系为了争夺时间而不断竞争"[①]。周雪光在组织研究中也提出：

> 在《厂商的行为理论》一书中，赛特和马奇提出了这样一个观点，即在组织决策过程中，时间和注意力都是重要的稀缺资源……这一命题是有限理性思路的一个自然延伸。与人们面临的复杂环境相比，导致人们加工信息能力局限性的一个重要因素是人们的注意力是有限的。我们在每天的日常生活中都在验证着这一命题……每一个学生在处理各种课程的时间分配上……都面临着注意力分配的困难……时间和注意力的短缺使得人们无法对所有的选择同时加以考虑，这是有限理性的一个重要条件。[②]

联系到我们所讨论的医学教育问题，默顿和周雪光等社会学家的上述论述都表达了同一种观点：医学生的学习时间是稀缺资源，各系都在争夺医学生的时间，医学生自己也面临着如何分配时间的难题。在本书看来，这种对于时间的争夺和分配，意味着学生面对一个庞大的选择集合——这个集合里面包括了各种各样的课程，而学生最终做出的选择，体现了自己对于教育价值的思考和偏好。

在认定注意力（时间）是一种稀缺资源的基础上，经济学和社会学关于注意力分配的研究思路对于理解和解释疏远型学生的行动逻辑特别具有理论上的亲和力。这一研究思路不仅能够分析疏远型学生的认知、态度和行动，也能够分析中间型和亲密型学生的认知、态度和行动。但对于疏远型学生而言，在他们的行为选择过程中，注意力分配机制所发挥的作用尤为明显，因此本节选择以疏远型学生为例做出分析。

经济学认为，注意力分配是一种激励过程。诺贝尔经济学奖得主加里·贝克尔（Gary Stanley Becker）在关于人类行为的经济分析中提出了"时间分配理论"，认为人们对于时间的分配和使用是有机会成本的。如何在不同活动之间进行时间分配，取决于不同的时间组合所带来的收益，也即行动者花费时间从事某项活动的预期收益所形成的激励[③]。受到贝克尔的启发，可以用学习时间来衡量学生对于

[①] 默顿. 社会研究与社会政策 [M]. 林聚任，译. 北京：生活·读书·新知三联书店，2001：171-172.

[②] 周雪光. 组织社会学十讲 [M]. 北京：社会科学文献出版社，2003：169.

[③] 贝克尔. 人类行为的经济分析 [M]. 王业宇，陈琪，译. 上海：格致出版社·上海三联书店·上海人民出版社，2008：109-139.

专业教育和人文教育所分配的注意力。也就是说，如果1名学生分配给专业教育的注意力越多，就会表现为他在专业教育上所花费的学习时间越长。在面对专业教育和人文教育时，学生必须做出选择，为两种教育活动分配不同的注意力。疏远型学生之所以对医学人文教育表现出"疏远"的态度，就是因为他们认为在专业教育上投入更多的注意力，会带来更大的预期回报。这一类学生对于"时间投入—预期收益"的计算过程，从本质上反映了他们对于专业教育和人文教育的认知与态度。正是因为他们认为人文教育是"无用"的、"毫无帮助"的，经过内心比较和权衡，最终得出专业教育能带来更大收益这一心理计算结果。

可以尝试使用模型语言来表述这一解释逻辑。如图7-1所示，设定有两个学生 X 和 Y，X 为疏远型学生，Y 为其他类型的学生。X 和 Y 处于同一个学习环境，面对同样的学习压力，都需要在专业教育和人文教育二者之间进行注意力分配。对于 X 和 Y 而言，他们所拥有的总学习时间是一样的。按照微观经济学的分析逻辑，如果将所有注意力（学习时间）都分配给专业教育，其学习时长为 A；如果将所有注意力（学习时间）都分配给人文教育，其学习时长为 B。这样就得到了 X 和 Y 共同面对的"学习预算约束线"AB。对于学生 X 而言，受其主观认知影响，其对专业教育的偏好远远强于对人文教育的偏好，故而其无差异曲线位于上方。相比于学生 X 而言，学生 Y 对于人文教育的亲近感更强一些，也愿意在人文教育上花费相对更多一些的时间，因此其无差异曲线位于下方。无差异曲线与学习预算约束线相切的位置，是行动者的注意力最优配置组合。因此，学生 X、Y 的最优配置组合分别是（X_A，X_B）和（Y_A，Y_B）。反映在图7-1中，就是学生 X 更愿意在专业教育上分配更多的注意力，而学生 Y 更愿意在人文教育上分配更多的注意力。那么在现实中，学生 X 和学生 Y 就出现了分化，二者分别采取了不同的行动，这就是行动选择逻辑。

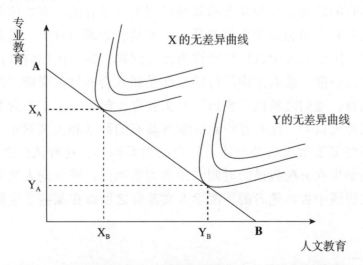

图7-1 疏远型学生（X）和其他类型学生（Y）的行为选择逻辑

值得关注的是，经济学关于注意力分配、时间分配和生产等的分析思路，更多关注微观层面上个体行动者的心理计算过程，并未考虑行动者所处社会环境、制度背景的影响，也没有考虑他人行为对于行动者的影响。在这方面，如果引入社会学的分析思路，可以进行更为深入的讨论。社会学认为注意力分配并不是一个纯粹的技术问题，并不完全取决于行动者个人的技巧、设计或者计划安排，而是一个组织的、制度的甚至社会的问题。受到所在社会环境的影响，行动者事实上并不能随心所欲地安排自己的时间和节奏[①]。沿着这一思路，我们可以对疏远型学生的行动做出三点具有社会学意味的解释：

第一，医学人文教育已经成为医学教育体系中的制度化安排，所有医学生都必须修满一定学分的人文课程。对于每一个行动者而言，这都是外生给定（given）的制度环境，是不以人的意志为转移的客观存在。对此，医学生只能扮演"价格接受者"（price taker）的角色。无论是否愿意，都必须接受医学人文教育。对于疏远型学生而言，即便对于人文教育完全"无感"，也只能被迫接受这种制度化安排。这是对于注意力分配的强制性约束，无论这个学生持有怎样的认知和态度，都必须在这种强制性约束下开展行动，都必须为医学人文教育分配一定额度的注意力和时间。但是，这个额度是保持在满足制度要求的最低限度（即选修最低学分的课程），还是可以适当增加额度？在同一个数量的额度中，是选择 A 课程，还是 B 课程？这些自由决策空间就完全取决于学生自己了。而学生又会做出何种选择呢？本质上还是取决于学生对于医学人文教育的认知，以及学生和不同教师之间的互动关系。这就是为什么有的学生会愿意选修音乐类课程，而有的学生则愿意选修舞蹈类课程。但无论做出何种选择，学生都必须将一定的时间和注意力分配给人文类课程，这是外在制度环境给出的强制性要求。

第二，医学所处理的健康和疾病问题，本质上处理的是个体与社会的关系问题。医学所具有的社会属性和社会功能映射到医学教育上，直接体现为医学教育的一个重要任务在于教会医学生如何适应、调整、处理与社会、民众的关系。从这个意义上讲，医学和医学教育已经成为社会问题，医学生如何认识医学人文教育、形成怎样的态度、采取怎样的行动，都受到社会环境的影响。那么，对于疏远型的学生而言，他们之所以"疏远"人文教育，归根结底在于沿袭了对于医学和医学教育的传统认知，没有意识到医学所具有的科学和人文双重属性，也没有察觉到医学最终需要解决的是个体与社会的关系问题。这种认知决定了其态度，进而导致此类学生在分配自己的时间和注意力资源时，难以向人文教育倾斜。正如有的教师在访谈中告诉笔者的，医学人文教育之所以在某些学生群体中表现出

[①] 练宏. 注意力分配——基于跨学科视角的理论述评 [J]. 社会学研究，2015（4）：215-241.

效果不佳，"也不能全怪学生，因为整个社会文化和经济发展的引导出了问题"（受访教师 ZDQ）。在这位教师看来，社会文化刺激学生更为看重医学专业教育可能带来的物质收益，这种回报远远大过医学人文教育所能带来的回报，这就驱使着学生的价值观念更倾向于去接受那些能带来更多预期收益的教育活动。

　　第三，沿着社会学关于外部环境影响疏远型学生做出行为选择的分析思路，可以认为"从众"（conformity）也是影响医学生如何分配注意力资源的重要因素。美国社会心理学家艾略特·阿伦森（Elliot Aronson）在其广受关注的《社会性动物》一书中，对于"从众"作了非常精彩的分析。他将"从众"定义为"由于受到来自他人或者群体的真实的或者想象的压力，一个人的行为或意见发生了改变"。在阿伦森看来，从众意味着人们愿意跟随他人行动而陷入所谓的"群体思维"之中[1]。国内学者刘世定也采取了类似定义，认为"从众"是指"由于他人的影响，个人改变原来的行为和观点，转而采取与他人相同的行为和观点"。刘世定还参考了经济学家托马斯·谢林（Thomas Crombie Schelling）提出的"临界密度"概念和格兰诺维特建构的"门槛模型"（threshold model），认为在一个群体中，个体是否会因为从众而跟随和效仿他人，取决于"他人"的具体数量。如果这个"他人"达到了一定的数量规模，其他个体就会感知到从众压力并采取从众行为，并且使得个人的从众行为演变为一种集体行动[2]。无论是阿伦森、谢林、格兰诺维特还是刘世定，这些学者关于从众的研究都揭示出一个道理：在一个群体中，个人所采取的行为，有时候可能不一定是个人主观意愿的真实表达，而是受到了来自他人的有形或者无形的压力。联系到疏远型或者其他类型学生的行为选择，我们也可以做出进一步的讨论：这些学生所采取的退出、呼吁或者信任的行为，他们对于注意力资源的分配，以及他们对于专业教育和人文教育的关系处理，所有这些行为都有可能受到了他人行为的影响。经验资料已经证实了这一点，不止一名学生向笔者表示，他们选课或者退课的原因，是因为他们的朋友也做出了同样的选择。

　　需要强调的是，从广义上讲，注意力分配机制可以解释疏远型、中间型和亲密型三类学生的行为选择逻辑。因为任何学生都受制于教育制度和社会环境的约束，都不可能将全部注意力完全分配给一种教育，都需要在专业教育和人文教育之间做出选择，也就意味着他们都面临着如何分配注意力资源的问题。但本书认为，对于疏远型学生而言，注意力分配机制的解释力更强。和中间型、亲密型学生相比，疏远型学生对于医学人文教育表现得更为"极端"，更倾向于将专业教育和人文教育对立起来，更愿意为了专业教育而舍弃人文教育的必要时间，他们对于注意力资源进行有意识配置的行为特征更为明显。对于中间型和亲密型两类学生而

---

[1] 阿伦森. 社会性动物：第九版 [M]. 邢占军，译. 上海：华东师范大学出版社，2007：13-14.
[2] 刘世定. 经济社会学 [M]. 北京：北京大学出版社，2011：72-82.

言，因为对于医学人文教育有了更多的了解和认知，在态度上显得更为亲近，因此在分配学习时间时也就显得摇摆不定，受到的影响因素更多，其心理抉择和权衡的过程也更复杂。但综合起来看，注意力分配机制对于三类学生的认知、态度和行动逻辑都具有较强的解释力。

第二节　特征同质性与结构平衡化：师生互动的获得机制

本书所关注的另一个重要问题是：师生之间不同的互动状态和关系联结是如何形成的？特别是对于我们最期待的强互动而言，这种稳定而有力的互动状态和关系联结是怎么获得的呢？关于这一问题，本书受到社会网络分析中关于连通性问题的研究启发，认为在医学人文教育情景下，教师和亲密型学生作为不同的行动者，之所以能够建立起强互动的关系联结，受到了个体层面上的同质性机制和群体层面上的平衡性机制的影响。本节将以亲密型学生和教师之间建立起来的强互动状态为例，分析师生互动状态和关系联结的获得机制。

一、关于连通性问题的基础性讨论

人与人之间的连通，以及基于这种连通发展出来的人际互动，构成了人类社会的基本形态。这一点很容易理解。每个人都生活在一定的社会关系网络之中，都会或多或少地与他人产生联系并进行互动。人与人之间的联系，就是"连通性"。连通性是一个基本的社会问题。在传统社会，受制于技术限制，人与人之间的连通会受到时间、空间的影响。现在，人工智能、即时通信等各种技术不断迭代，人与人之间的连通变得更为容易。即便是在人工智能技术影响下，人与人的连通在有些时候被人与机器的连通所取代，但连通性问题依然存在，只不过连通的两端表现为人与具有智能的"非人"或者"拟人"而已。从更深层次的思考来看，人与人之间的连通还受到经济、文化、阶级、民族、族群、亲缘、血缘等更多因素的影响。比如，在一个严格执行种姓制度的社会，不同种姓之间可能就很难建立起连通。但这同样证明了连通性问题的基础性和重要性。换言之，难以建立连通——这个问题本身就说明连通性是多么地重要。

在社会网络分析中，行动者之间具备某种程度的连通，是成功进行互动并建立关系的基本前提。因此，连通性是理解人类社会互动和社会关系的基本议题，也是社会网络研究的基础概念和分析工具，甚至成为了"影响人类社会特征与属性"的直接因素。对此，国内学者邱泽奇指出，"构成社会网络的条件是节点之间的连通性。在连通性的基础上，结构既是连通性的后果，又是影响连通性变化的因素；而对结构形成影响的，则是节点的内生或外生属性"[1]。

关于连通性的思想，最早可以追溯到社会学早期三大家之一的齐美尔在形式社会学中关于"三人互动"的研究。齐美尔提出，"社会的个人的纯粹数目对社会交往的形式具有重要的意义"，并特意区分了"二人组合"与"三人组合"两种不同情形：前者是社会学研究中最简单的形式结构，"二人群体中，成员之间的关系是十分密切的，但同时也是不稳定的"；后者则因为"第三者"的加入，而"形成一种超越单一个人的客观的统一体"，使得群体的性质因为量的变化而发生质的改变[2]。在齐美尔看来，社会由个体互动形成，最简单的互动形式是"三人互动"。在三人群体中，每个单一要素都成为其他两个要素的中间体，这构成了最基本的社会网络结构。齐美尔关于社会互动形式的研究，特别是关注到人数变化对于社会互动结构和性质的影响，已经隐含了自然科学中"三元闭包"（triadic closure）原理的朴素思想，成为了社会网络分析的思想渊薮[1]。

在齐美尔之后，经过了一段时间的沉寂，伴随着社会网络研究的兴起，关于连通性的研究再度兴起。邱泽奇系统梳理了不同学科对于连通性的刻画，特别指出关于连通性的研究在很大程度上借鉴了自然科学的理论成果。比如，数学家拉巴波特（Rapoport）建立了信息在人群中传播的数学模型，其研究结论后来被概括为"三元闭包"原理："在一个社交圈内，若两个人有一个共同的朋友，则这两个人在未来成为朋友的可能性就会提高"。这一原理形象刻画了社会网络连通性的形态，成为社会网络连通性探讨的基本原理[2]。除了自然科学家的努力，怀特、格兰诺维特、拉扎斯菲尔德、博特等众多重要的社会学家，也为连通性的研究发展做出了贡献。格兰诺维特的研究在前文已经有所论及，而博特则发展了格兰诺维特的"嵌入性"理论，提出著名的"结构洞"（structure hole）概念，认为在竞争场中，"玩家"都嵌入了某种特定的社会关系网络，并与其他"玩家"建立了联系。只有那些在关系网络中占据了"结构洞"位置，也就是拥有了比其他人更多的非重复关系的"玩家"，才能掌控更多的社会资本，也就更有可能在竞争中胜出[3]。格兰诺维特和博特等的研究，强调从结构意义上认识社会网络特征，其基础还是连通性。

其后，无论是公共卫生学和流行病学关于疾病传播的研究，还是政治学关于参议员政治态度和行为的研究，以及基于大数据而开展的社会交往研究，无一例外都是将连通性作为研究的基础议题。特别自然科学领域中关于"小世界"问题

[1] 邱泽奇，范志英，张樹沁. 回到连通性——社会网络研究的历史转向 [J]. 社会发展研究，2015 (3)：1-31.
[2] 谢立中. 西方社会学名著提要 [M]. 南昌：江西人民出版社，2007：53-54.
[3] 博特. 结构洞：竞争的社会结构 [M]. 任敏，李璐，林虹，译. 上海：格致出版社，上海人民出版社，2008.

的研究，更是体现了连通性的重要意义。20 世纪 50 年代，政治学家德索拉·卜和数学家科恩试图通过数学工具来解决所谓的"小世界"问题：从总体中随机选择两个人，这两个人彼此认识的概率是多少？或者，在更一般的意义上，两个人之间需要多少个中间人才能形成连接？数学推导的结果显示，在一个类似于美国人口总量的社会中，至少有 50% 的一对陌生人可以通过少于 2 个中间人的熟人链而建立起联系。1967 年，心理学家米尔格拉姆通过文件传递实验，检验了德索拉·卜和科恩的推断，证实人类的确生活在一个"小世界"中，揭示了人类社会网络的连通性特征。受到米尔格拉姆实验的启发，不同学科的研究者重复设计了类似实验，逐渐发展出"六度分隔"理论，并通过数理研究证实了在人际之间的确存在普遍的连通短路径这一重要规律[①]。

关于连通性的获得机制，麦克法兰提出了同质性、平衡性和支配性三个机制，但邱泽奇等认为真正影响连通性的只有同质性和平衡性，其他机制都是同质性机制和平衡性机制在给定环境下的变体。关于同质性机制，拉扎斯菲尔德和默顿通过实证研究揭示出人与人之间的"同质性"——即在某些特定方面具有相似之处——有助于建立起友谊关系；托马斯·谢林关于个人居住意愿和社会隔离现象的研究，"验证了同质性作为连通性微观机制的核心因素对社会网络格局的影响"；而更多研究包括运用互联网数据所进行的研究，进一步验证了同质性对于连通性获得机制的解释力，系统阐释了基于同质性特征的社会选择机制和社会影响机制。总之，"无论是因为人，还是事，抑或兴趣，让人（节点）做出选择或接受影响，把两个节点联系起来的、形成闭包的，都是来自同质性的影响"。关于平衡性机制，也有研究表明，网络结构的平衡同样会影响连通性的获得。即使人们之间不具有某种同质性，但因为受到所在网络结构的平衡压力，也会趋向于动态地形成连通，这是与同质性机制具有互补性的连通性机制。而关于连通性的后果和影响，则主要体现在对于信息传递、网络结构、互动行为、权力分配等产生影响。换言之，主要是影响了行动者所拥有的社会资本[①]。

总之，连通性问题是社会网络分析的基础性问题。无论是研究行动者之间的互动，还是研究行动者所构成的关系网络结构，以及研究信息、权力、资本等各种要素在网络中的流动与变动，都离不开行动者之间必须建立起连通这个最为基本的前提条件。连通性概念具有广泛的适用性，不仅在社会科学研究中大显身手，在数学、心理学等自然科学领域也发挥了重要作用。正因如此，连通性也就成为了跨学科的学术概念和研究议题。在不同的研究取向中，连通性的定义会呈现出细微的差异，但其核心内涵是稳定的，就是人与人之间通过互动而建立起来的关系联结，这种联结状态是因人因事因时而异的，也因此会带来不同的影响。这一

---

① 邱泽奇，范志英，张樹沁. 回到连通性——社会网络研究的历史转向 [J]. 社会发展研究，2015（3）：1-31.

点，对于本书区分师生之间的不同互动状态，进而研究基于互动所形成的关系联结以及对于医学人文教育效果的影响，具有非常重要的理论启发价值。

二、个体层面的特征同质性机制

受到连通性研究的启发，本书将从同质性和平衡性机制两个层面来分析师生互动状态和关系联结的获得机制。在这两个机制中，同质性机制发挥了基础性、关键性、根本性作用，通常用于分析个体与个体的关系。"凡是获得连通性的两个节点，一定在某个属性上具有同质性"[①]。

特征同质性机制是指在个体层面，不同行动者在某些属性上具有同质性，而这些同质性特征有利于在行动者之间建立起稳定的强连通。本书曾在研究框架部分提出，在医学人文教育情景下，学生与教师实际上构成了一个特殊的关系网络。在这个网络中，每个行动者都是一个"节点"，节点与节点之间的联结关系就是"边"。对于建立起强连通关系的学生和教师而言，在微观层面上，每名学生和教师之间都建立了同质性关系（边）。对这种同质性"边"的形成机制，拉扎斯菲尔德和默顿提出了同质性关系的"社会选择理论"，区分了地位同质性和价值同质性，认为地位相近或价值观相似的节点之间，更有可能形成"边"，也就是中国人常说的"人以群分"。这里的"地位同质性"是指行动者在社会结构中具有相似的地位特征，比如种族、性别、年龄、受教育程度、职业和生活方式等；"价值同质性"是指行动者在价值观念、态度和信仰等特征上具有相似性。坎德尔则提出了同质性关系形成的社会影响理论，认为由同一条边连接的两个节点之间的交往和互动会产生相互影响，让两个节点在某些属性或特征上趋同，也就是所谓的"近朱者赤，近墨者黑"[②]。

沿着上述学者提出的分析思路，本书认为，在医学人文教育情景下，亲密型学生和教师之间之所以能实现强互动，其微观作用机制是这一类医学生在进入医学人文教育情景时，已经携带了丰富的个人特质，这些特质经过医学人文教育活动的"筛选"，和教师所具备的某些特质形成了"共鸣"，也就是建立了同质性关系。正如博特所言，"经验研究表明，人们倾向于与那些喜欢他们的人交往。这是因为社会身份相似的人们有更多的共同利益"[③]。同理，特征同质性是实现互动的关键。亲密型学生和教师之所以能够建立起同质性关系，就是因为他们能够发现彼此存在诸多相似点，才有可能变得亲密起来。通过访谈和观察也可以发现，在

[①] 邱泽奇，范志英，张树沁. 回到连通性——社会网络研究的历史转向 [J]. 社会发展研究，2015 (3)：1-31.
[②] 邱泽奇，乔天宇. 强弱关系，还是关系人的特征同质性？[J]. 社会学评论，2018 (1)：3-20.
[③] 博特. 结构洞：竞争的社会结构 [M]. 任敏，李璐，林虹，译. 上海：格致出版社，上海人民出版社，2008：13.

特征同质性机制中，发挥作用的关键因素则可以分为两类：先赋性因素和后致性因素。

先赋性因素是指亲密型学生和教师在进入医学人文教育情景前就已经具备的个体特征。博特指出，"强关系和熟悉关系倾向于在具有相同社会特点的人们之间发展起来"①。在医学人文教育情景下，这些相同社会特点不是博特所关心的教育、收入、职业、年龄，而是对医学人文教育的理解、信任和认同。这些特点被学生和教师带入到教育情景之中，作为他们身上的先赋性因素，在建立强连通的过程中发挥了作用。在笔者近年来所开设的音乐艺术类人文课程中，这些特征主要体现为对人文教育的共同理解和认同、对音乐艺术的共同喜爱、相似的兴趣爱好，等等。这些因素是静态的，主要是价值观和个体认知层面的共同特性。这些共同特性使得这一类学生和教师之间有近乎于天然的亲和感，更能够形成认同共情和情感共鸣，也更容易在教学活动中产生积极互动。这些学生在访谈中纷纷表示，"之前就听说过人文教育""这是我喜欢的课程""选课的初衷都是出于兴趣"等，还有的学生在中学阶段就接受了音乐艺术的培养，有很好的艺术基础。这些先赋性因素和教师产生了契合，为建立起同质性关系奠定了基础。

从心理学的角度来理解，这些所谓的先赋性因素，也可以表述为学生在进入教育情景前所形成的知识结构（或可称之为"认知结构"）。教育心理学家奥苏伯尔（David Paul Ausubel）认为：

> 在影响课堂学习的认知因素中，首要的是学习者学习时原有的知识结构（认知结构变量）。原有的知识结构是指个体在任何特定时刻的一个特殊教材领域的知识结构的实质内容及其主要组织特征，它是影响这一领域中的有意义的学习和保持的主要因素。在有意义的学习中，一切学习都会受到原有认知结构的影响，也就是说，一切有意义的学习都必然涉及迁移。②

奥苏伯尔的观点与本书在此处的分析形成了"共鸣"。学生在进入医学人文教育情景前，已经形成了自己独有的认知结构，包括他们之前所形成的对于人文教育和专业教育的认知，以及自己在人文领域的知识储备，等等。学生在和教师的互动中，必然会涉及奥苏伯尔所强调的"迁移"，也就是"先前的经验对当前学习的影响"，这是"个人的认知结构中所固有的影响学习的主要认知结构变量"③。

后致性因素是指亲密型学生和教师在共同进入医学人文教育情境后，在具有

---

① 博特. 结构洞：竞争的社会结构 [M]. 任敏，李璐，林虹，译. 上海：格致出版社，上海人民出版社，2008：16.
② 杨鑫辉. 西方心理学名著提要 [M]. 南昌：江西人民出版社，2013：548.
③ 杨鑫辉. 西方心理学名著提要 [M]. 南昌：江西人民出版社，2013：548.

共同先赋性特征因素的学生之间，以及这些学生和教师之间，因为存在更密切的互动而产生了相互影响，强化了学生和教师之间的同质性。这种后致性因素，其实就是坎德尔提出的基于同质性的社会影响机制。比如，这些学生作为同辈群体，他们之间会相互学习和效仿，特别是在小组讨论和共同完成小组作业的过程中，他们会产生积极的同辈影响，强化他们对于人文教育的共同认知，使得他们更加理解和认可人文教育。又比如，在和教师的"一对一"学习过程中，他们因为和教师之间已经有了先赋性因素的基础，因此更容易受到影响，更有可能强化其已经具有的积极认知和态度。在这种相互影响的作用下，学生"会调整他们自己的行为，最大限度地与群体规范保持一致，即小群体对其成员的'社会化'"[①]。这个过程也可以得到经验观察的支持。比如，笔者在课堂上将学生分为若干小组，分组开展讨论和展示，每个学习小组包括 3 ~ 5 人。在这个小群体中，如果有 1 ~ 2 个亲密型学生，他们的态度和行动会对这个小组的成员产生影响：原本"亲密"的学生会更加"亲密"，其他学生也会表现得更积极，随着学习时间的增加，这些学生之间的相似性会提高。在这种情况下，后致性因素与先赋性因素组合起来，共同作用于师生之间的同质性机制，使得这一类学生和教师之间更容易建立起稳定的强连通，并且保持这种强连通持续发挥作用。

需要指出的是，中间型学生和教师之间形成弱互动的关键，同样也是因为能够找寻到同质性的特征。但是，这些特征相比于亲密型学生而言，不仅数量少、种类单一，而且同质性程度也不强，这恰恰是他们之间能够形成互动，但互动强度和关系强度却相对较弱的重要原因。

三、群体层面的结构平衡化机制

在群体层面，结构平衡化机制是指特定的行动者之间建立了结构平衡，并且这种平衡不易被打破。这里所说的结构平衡，受到了心理学家赫德尔的启发。赫德尔将"节点"之间的关系性质与"节点"所在的网络结构联系起来，提出了 P-O-X 模型。这里的 P 和 O 是两个个体，X 是某一实体对象，可以是情景、观点、事件或事物。个体与实体对象之间存在两种关系维度，第一个维度是喜欢或者不喜欢，标记为 L 关系，有正向（L）和负向（–L）之分。第二个维度是主体与对象之间形成因果单元（casual unit），称为 U 关系，如相似、因果、邻近等，也有正向（U）和负向（–U）之分。这就可以归结出两种平衡状态：第一种是 PLO+PLX+OUX，简单地讲，就是 P 喜欢 O，P 喜欢 X，O 和 X 之间也建立了亲近关系。第二种是 PLO+O–UX+P–LX，也就是 P 喜欢 O，O 和 X 之间没有亲近关

[①] 邱泽奇，范志英，张樹沁. 回到连通性——社会网络研究的历史转向 [J]. 社会发展研究，2015（3）：1-31.

系，P 和 X 之间也没有亲近关系。这两种状态都是平衡的，个体和对象之间都不存在改变原有关系的压力[①]。

这个分析模型很适合用来讨论亲密型学生和教师之间的强互动关系。比如，如果一个医学生和另一个医学生之间具有特征同质性关系，是正向 L 关系，他们又都认可医学人文教育，和医学人文教育之间建立了正向 U 关系，这就是稳定的平衡结构。同样，如果他们对教师也构成了这种平衡结构，都信任并依赖这名教师，对于教师所开设的课程具有忠诚度，那么这种结构也是稳固的。这就意味着，相比于疏远型和中间型学生而言，亲密型学生和教师之间建立的结构平衡更为稳固，而且也没有打破或者改变这种亲密关系的压力。

同样的道理也可以用来分析疏远型学生。如果两个疏远型学生之间关系亲密，他们对于人文教育和教师都"无感"，那么，他们之间的这种结构也是稳定的，都会稳定地"疏远"人文教育，也"疏远"教师，这种结构平衡也不容易被打破。这就从另一个侧面解释了前面章节所讨论的问题——为什么疏远型学生更容易"退出"医学人文教育情景？一个很重要的原因在于，这些疏远型学生之间形成了稳定的关系连通，他们"一动都动"，一起选课，一起上课，一起"讨厌"某一门课，最后一起退出教育情景。用易于理解的话来讲，结构平衡就是群体层面上的"近朱者赤、近墨者黑"，是对于个体层面上特征同质性的放大。

> 在选课的时候，我就先去问自己的一个好朋友，你想选什么通选课程？他喜欢欣赏古典音乐，正好我也喜欢，我们就都选了 L 老师的这门课。我们都觉得这门课很有趣，对自己很有帮助。我们一起上课，一起下课，可以说是形影不离。
> （受访学生 ZWY）

在群体层面上，这种结构平衡意味着每个个体都受到了其身边"他者"的影响，这种影响大到足以改变自身的认知、态度和行为，使得在群体层面上出现了行为趋同。在这种驱动压力的塑造下，个体与个体之间所形成的网络结构不易被打破，呈现出坚固稳定的特征，这就是结构上的平衡。

总而言之，对于亲密型学生和教师而言，他们在医学人文教育情景中之所以能够实现强互动，发挥作用的主要就是个体层面的特征同质性机制（即具有若干相同特性的个体特征）和群体层面的结构平衡化机制（即亲密型学生之间以及这些学生和教师之间的关系是稳固的）。那么，如果要持续保持这种强互动状态，或者如果试图将互动缺失和弱互动状态转化为强互动状态，同样可以考虑从上述两个机制入手，去寻找可能的行动策略。

[①] 邱泽奇，范志英，张树沁. 回到连通性——社会网络研究的历史转向 [J]. 社会发展研究，2015（3）：1-31.

第八章 结论与讨论

基于对医学生、医学人文教师的深度访谈以及在医学人文教育活动中持续的参与观察，本书区分了医学生对于人文教育的认知、态度和行动类型，描述了医学人文教育情境下的三种师生互动类型（互动缺失、弱互动和强互动），讨论了在不同互动状态下医学人文教育的开展情况和教育效果，并就学生的行动逻辑和师生互动的获得机制进行了分析。从这些基于经验观察的讨论和分析中，可以较为清晰地观察到医学人文教育的运行特点，并得出一些有价值的分析结论。

第一节 研究结论与展望

本书运用质性研究的方法，针对师生互动以及经由互动所形成的师生关系联结对于教育效果的影响进行了研究。研究发现，关于医学人文教育的现有研究大多集中在制度理念和实践操作层面，即便关注到教育活动中行动者的主观认知和具体行为，也很少将学生与教师联系起来，讨论教育情境中的师生互动以及不同类型的师生互动对于教学效果的影响。据此，本书提出，在影响和决定医学人文教育效果的诸多因素中，师生互动因素发挥了重要的作用，医学人文教育存在"有效性困境"，在很大程度上是因为教师和学生没有在医学人文教育情境下实现有效互动。

一、研究结论

总的来看，从本书所开展的研究中，我们可以归纳得出如下结论。

1．导致医学人文教育出现有效性困境的原因包括教育政策、教学制度、社会文化、学生心智、师生互动等诸多因素。在这些因素中，师生互动发挥了重要作

用，是影响医学人文教育效果的重要因素。

任何教育形式都需要在教师和学生之间尽可能建立起有效互动，以保证信息的顺畅传递和反馈。但对于师生互动强度和师生关系连通的重视程度，在不同教育形式之间是有差异的。自然科学、实验科学等学科的教育活动，主要是从教师端向学生端传递信息，更多注重的是单方传输和单方接收。这些教育活动尽管也需要得到学生的反馈，需要和学生进行互动，需要建立起一定水平的连通状态，但总体而言，对于师生互动的要求并不高。换言之，即便在教学活动中只是教师向学生传递信息，学生处于完全被动的接收状态，只要能形成自我理解和消化，对于教学效果的影响也不是决定性的。但对于医学人文教育而言，师生互动和关系连通就显得格外重要，这是由医学人文教育的独特性所决定的。

本书提出，医学人文教育具有回归人文主义、调整社会关系、融汇多种学科、注重隐性功能、依赖师生互动等专属性特征。其中，第一个和第二个专属性特征强调了现代医学所应当秉持的价值观，是医学人文价值观在医学教育实践中的映射与表现；第三个特征强调了医学人文教育在方式、方法上的独特性，契合了社会科学去边界化的发展趋势；而第四个和第五个特征，则着重强调相比于自然科学、社会科学或者人文学科而言，医学人文教育需要在一个更长的时间维度中展现其独有价值和育人成果，而且这种预期价值和成果的取得，高度依赖于教育情境中的师生互动强度和关系连通状态。换言之，医学人文教育非常强调教师和学生必须共同进入同一个教育情景，在密切的互动中实现信息传递和反馈，才能保证教育效果。按照默顿的观点，医学生的社会化"主要通过与那些重要的相关人物的互动而形成——在医学院中，这类互动主要是与教员间的互动"[①]。这就意味着医学人文教育不同于其他教学活动，不能要求学生只记住反应方程式，而是要通过与教师的互动，引导学生关注细节、养成耐心等非智力性因素，以此来"雕琢"学生的内心。例如，在带领学生聆听音乐作品或者鉴赏文学作品时，教师需要将学生带入具体的音乐或文学情景中，激发学生与作品的共鸣，引导学生关注和理解细节。在这个教学过程中，格外注重高效率、高质量的互动和连通。只有这样，学生在进入工作岗位后，才会懂得如何去聆听患者、抓住细节，实现与患者的共情。总之，医学人文教育是连续发生的教育活动，其效果也是隐性大于显性，更多是通过医学生在人际交往、医患关系处理和未来从医实践中，逐渐得以彰显和生发。因此，医学人文教育这种独特的教育模式，迫切要求在师生之间建立起紧密的关系联结，以确保教育理念的有效传递，实现预期的教育效果。

2．医学生在进入医学人文教育情景后，出现了内部分化，表现为对于医学人

[①] 默顿．社会研究与社会政策 [M]．林聚任，译．北京：生活·读书·新知三联书店，2001：216.

文教育的不同认知和态度；受到这种分化的影响，医学生采取了不同的学习行为，并因此和教师之间形成了不同的互动状态。

医学生在接受人文教育的过程中，依赖自身心智结构做出了不同的情境定义，并由此出发而形成了不同类型的认知和态度，采取了不同的行动，这意味着医学生群体在进入人文教育情景后，出现了内部分化。经验观察发现，根据学生对于医学人文教育的认知、态度和行动进行综合判断，可以将医学生大致分为三类：疏远型、中间型、亲密型。这种划分，实际上体现了医学生对于医学人文教育的不同关系倾向。在所访谈的全部学生中，疏远型和亲密型学生的数量相对较少，处于中间状态的学生数量最多。概括而言，疏远型学生对于医学人文教育缺乏必要的认知和理解，未能认识到医学人文教育的价值和意义，甚至将人文教育和专业教育对立起来，在教学活动中表现出明显的疏离或者不配合，这一类学生和教师之间形成了互动缺失状态；中间型学生的认知和态度有了一定程度的改观，能够认识到医学人文教育对于自身状态的积极作用，采取了较为积极的学习行为，但这种趋于积极的改观是很有限的，这一类学生和教师之间形成了弱互动状态；亲密型学生能够充分认识到医学人文的价值、意义和功能，对于医学人文教育采取了最为积极的学习态度和行为，和教师保持了高频次、高质量的互动，这一类学生和教师之间形成了强互动状态。医学生群体的内部分化，既受制于个体层面的心理活动过程，也受到外部环境和他人行为的影响，是内因和外因共同作用的结果。

3. 受到医学生内部分化的影响，医学人文教育中的师生互动状态相应呈现出互动缺失、弱互动和强互动三种类型。在不同类型的互动状态下，师生之间的信息传递和关系联结等都呈现出不同特征，并因此对教育效果产生了不同影响。

本书所关注的师生互动嵌入了具体的医学人文教育情景，呈现出不同类型，带来了不同的教育效果。在互动缺失状态下，师生之间缺乏有效的信息交流，关系联结断裂，教育效果最差；在弱互动状态下，师生之间保持了一定频次的低质量的互动，关系联结不稳定，教育效果一般；在强互动状态下，师生之间呈现出稳定的双向的密切互动，关系联结稳固而持续，教育效果最佳。由此可见，互动强度对教育效果产生了直接影响，师生强互动更有可能带来好的教育效果。这一结论为解决医学人文教育有效性问题提供一种可行的思路：要实现医学人文教育的预期效果，关键在于改善师生互动状态，建立起教师与学生之间的有效连通。

这条思路背后隐含了教学信息的传递机制。医学人文教育的效果高度依赖于师生之间的教育信息传输与反馈：互动强度越高，关系联结越稳固，连通性越强，信息的传输、反馈和共享就越充分，教育效果自然也就越好。需要强调的是，这种师生互动和关系连通的获得，必须是通过医学人文教育活动而不是其他别的路径来实现。在医学人文教育情景之外，师生或许是彼此陌生的孤立个体，或许曾经在其他场合形成了强关系或弱关系。但无论之前的关系类型、强度和方向如何，都必须以医学人文教育活动为中介展开互动，并获得关系连通。只有这样，医学人文教育才具备实现预期目标的可能性。如果连这个前提条件都不具备，就意味着在医学人文教育这个特定情境下，教与学双方是隔绝的，教育效果也就无从谈起了。

4. 医学生所采取的不同行动导致其出现了内部分化，注意力分配机制可以对医学生的行动选择做出解释。在师生互动和关系连通的获得过程中，个体层面的特征同质性机制和群体层面的结构平衡化机制发挥了重要作用。

医学生内部分化取决于面对医学人文教育和医学专业教育时，医学生所做出的不同选择，这个选择就是如何分配自己的注意力资源。对于医学生而言，注意力（直观表现为学习时间）是一种稀缺资源。学生在面对专业教育和人文教育时必须做出选择，为两种教育活动分配不同的注意力。疏远型学生之所以对医学人文教育表现出"疏远"态度，是因为他们认为在专业教育上投入更多的注意力，会带来更大的预期回报。这一类学生对于"时间投入—预期收益"的计算过程，反映了他们对于专业教育和人文教育的认知。与此同时，在外部环境、从众压力等更多因素的影响下，疏远型学生可能会固化自己的行动选择。对于中间型和亲密型学生而言，因为形成了不同的偏好系统，他们在分配注意力时会更有可能向人文教育倾斜。

对于师生互动和关系联结的获得，特征同质性和结构平衡化机制发挥了作用。在个体层面，特征同质性机制是指不同行动者在某些属性上具有同质性，而这些同质性特征有利于在行动者之间建立起强互动和稳定的关系联结。师生所具备的同质性特征包括先赋性因素和后致性因素。先赋性因素是指学生和教师在进入医学人文教育情景前，就已经具备的个体特征和认知结构。后致性因素是指学生和教师在共同进入医学人文教育情景后，因为密切互动而产生了相互影响，强化了学生和教师之间的同质性。在群体层面上，结构平衡性机制是指多个具有同质性特征的医学生和教师之间形成了稳定的正向的关系结构，能够有效维持并持续强化原先形成的互动状态和关系联结。

二、贡献与展望

总的来看，本书在如下几个方面做出了贡献。

第一，丰富了对于医学人文教育的传统认知。本书提出，有必要多维度把握医学人文教育的内涵和特征，既要认识到医学教育中科学主义和人文主义的关系，又要从医学与社会的关系维度出发，把握医学教育的人文属性和社会功能。一是从考察医学史上"科学主义"和"人文主义"的关系入手，厘清医学重视人文一疏离人文—回归人文的变化轨迹，理解医学人文教育的生发背景。在这个维度上，我们必须认识到，科学和人文始终统一于医学科学和医学教育之中，但在不同的发展阶段，二者的地位和受重视程度是不同的。20世纪以来，随着医学技术的迅速发展，科学主义占据了明显上风，人文主义的生存空间被挤压，医学中的人文元素一度被忽视。这种分化状态随着社会的发展而得到了改变，在医学人文运动的推动下，医学人文教育得以出现并发展，体现了人们对于医学目的、医学价值和医学教育目标的认知都发生了转变。从这个意义上讲，医学人文教育并非单方面地强调人文，而是主张科学与人文的协调共生，共同构筑起现代医学和医学教育的价值观基础。二是从医学与社会的关系角度入手，将医学人文教育视作调整医学与社会关系的重要手段，认识到做好医学人文教育的现实必要性。在这个维度上，越来越多的学者认识到，医学要解决的不仅仅是诊断和治疗，更是帮助病患重新建构社会关系。也就是说，医学不仅仅是单纯的技术问题，而是社会问题；医务人员所面临的挑战，也不仅仅是攻克某种病症难题，而是如何更好地处理与社会、与同事、与病患以及与自己的关系问题。这就意味着医学具有鲜明的人文属性和社会功能，必须学会运用人文学科和社会科学的知识、方法与工具。从这个意义上讲，人文教育必须全面进入医学专业教育，以确保医学和医学教育的发展能更加符合社会发展的需要。

第二，对医学人文教育的有效性困境做出了解释。本书关注到医学人文教育的预期目标和实际效果之间存在偏差，这种偏差反映出医学人文教育面临着有效性困境。对此，本书采取了与医学人文领域的惯常研究不同的路径，将研究视域聚焦到具体的行动者，将有效性、连通性这些抽象概念转化为具体的经验事实，在经验研究和理论解释之间搭建起桥梁，通过考察医学人文教育情景下教师和学生的具体行动和关系联结，提出了师生之间的互动状态和关系强度是影响医学人文教育效果的重要因素。更进一步，本书区分了互动缺失、弱互动和强互动三种状态，分别考察了在不同的互动状态下，医学人文教育的开展情况和实际效果。

第三，对医学生内部分化和互动状态的获得机制进行了讨论。本书使用注意力分配机制，分析了医学生在专业教育和人文教育之间做出选择的内在作用机制，这种选择导致了医学生出现了内部分化，形成了不同类型；使用同质性机制和平衡性机制，分析了不同类型的师生互动和关系联结状态的形成机制。在此基础上，本书提出了重塑认知结构、积极呼应呼吁、鼓励再次进入等改善互动状态的具体对策，并从当下、中期和远期三个角度，提出了改进医学人文教育的建议。

在以后的持续研究中，有望在以下方面做出拓展。

第一，扩展研究视域。一方面，目前的研究主要是针对选修了人文类课程的医学生群体展开。事实上，与医学人文教育相关的医学生不仅包括课堂上的学生，还包括参加校园人文活动的学生（比如参加社团的学生、参加人文类社会实践的学生），以及在高年级进入临床教学医院的医学生，等等。特别是后者，更需要加以关注。按照国内医学院校的教学安排，低年级学生需要选修人文类的通选课程，而大多数四年级医学生将进入临床医院接受医学实践教育。在临床医院，医学生会真正面对病患，也就真正有机会运用课堂上习得的人文知识和技能。因此，判断医学人文教育的效果究竟如何，有必要对这些已经进入临床学习阶段但还没有毕业的学生进行跟踪访谈，以获取更充分的研究资料。

另一方面，本书主要关注了医学生群体所呈现出来的差异化的认知、态度和行动，并以此为基准，讨论了不同类型学生群体和教师之间的互动状态，以及这些不同类型的师生互动和关系联结对于医学人文教育效果的影响。在这些章节中，医学生群体及其内部分化得到了充分关注，但教师群体却被简单化处理了。在研究方法部分，本书对这种处理方式做出了解释，认为相比于医学生群体而言，从事医学人文教育的教师具有高度的同质性。这里面有一个隐含的假设，即教师都能严格遵守这个群体所独有的价值和行为规范。换言之，他们都高度认可医学人文教育的意义、作用和价值，都能全身心投入教学，都能致力于构建起与学生的强连通。尽管这个假设在很大程度上是符合现实观察的，但这个假设本身掩盖了教师群体内部可能存在的差异，将教师视为了"原子化"的个体。这种处理有助于保持理论的简洁性，但从研究的完备性角度出发，还是有必要对更多的教师进行拓展访谈，从而对已经获得的研究发现做出更有力的印证。

第二，深入挖掘经验资料。一方面，在经验资料的分析上，本书主要是将访谈资料视为一种"文本"，对于其中蕴含的意义、态度和逻辑进行了分析，揭示出这些文本与本书所关注问题之间的内在关联。换言之，这些文本是作为直接论据而出现的。另一方面，在经验资料的运用上，这些经过整理的资料彼此之间是相对独立的。即便是运用了多人资料来论证同一问题，这些资料也只是并行罗列的关系。但事实上，这些经验资料之间，可以形成更为丰富的关系。比如在研究中发现，有些学生的访谈资料不仅表达了自己的认知和理解，而且反映出其他学生的认知和理解，这就意味着不同学生的访谈资料实现了彼此印证和关联。因此，可以进一步丰富经验资料。这里的"丰富"有两个层面的要求。在经验资料的获取上，不仅要扩展访谈更多具有不同身份特征的医学生，增加受访学生的类型；还要结合目前的研究情况，对部分有需要的学生进行回访，补充了解相关情况；也要适当扩展访谈一些从事人文教育的教师，特别是从事不同学科教学工作的教师，甚至可以同一些从事医学专业教育的教师进行对话，以获得更为丰富的经验资料素材。在经验资料的挖掘上，要有意识地增强访谈资料对于观点的支撑和论证力度，通过深入挖掘潜在的研究资料，把每一个"故事"讲清楚，把"故事"的发展和内在逻辑讲明白，为本书所关注的问题提供更为坚实的经验支撑。在此基础上，还可以进一步完善机制分析。对于不同类型学生的认知、态度和行动逻辑，本书引入了情境定义、注意力分配等分析机制；对于师生互动和关系联结的获得，本书也引入了连通性的获得机制。但这些机制分析只是基于经验资料做出的初步探索，还需要在进一步丰富经验资料的基础上，在理论分析和经验资料的结合上投入更多精力，不仅要发挥经验资料在描述现象方面的作用，而且要激发经验资料在做出解释方面的作用，在经验资料和现实问题之间构建起更有解释力的理论框架。

第二节　开展医学人文教育的若干建议

在医学院校中推行人文教育已经成为医学教育体系的制度性安排，这既是20世纪60年代以来医学人文运动的结果，也是医学界和理论界持续反思的结果，更是社会发展的需要。但是，随着医学人文教育实践的广泛开展，其预期目标和实际效果之间出现了偏差，反映出医学人文教育面临着有效性不足的问题。在医学院校，这种"有效性困境"表现为在不同类型的医学生之间，医学人文教育的效果存在差异。在社会领域，时常可见新闻媒体关于医患冲突和医疗纠纷的报道，从侧面表明医学教育应该更加积极地赋予医务人员有效处理医学与社会关系的能力。现在看来，有效性问题已经成为制约医学人文教育持续发展并取得预期效果的"瓶颈"。针对这个问题，医学教育领域开始了探索和实践，叙事医学就是值得期待的发展新动向。沿着本书的分析逻辑，解决有效性问题的关键在于重构教师与学生之间的强互动和稳定的关系联结；而要建立起这种理想的连通状态，又需要改变医学生对于人文教育的认知状况。这两个方面互为因果，需要同向发力。除此之外，从更广阔的角度来看，还需要从社会文化、政策制度、教学管理等诸多方面做出更多努力。有鉴于此，本书从当下、中期、远期三个方面提出如下建议。

1. **当下的努力：激发学习兴趣，改善互动状态**。从互动缺失到弱互动再到强互动，是一个互动程度和关系强度逐渐提升的过程，教学效果也会在此过程中得以更好地实现。高质量的师生互动有助于弥合师生之间在知识和认知结构上的差异，实现教学相长，提升教育质量。经验观察告诉我们，学生对于医学人文教育的亲近感，首先来自于兴趣。按照目前的医学教育制度安排，学生必须选修一定学分的人文课程。因此，无论是对于"被迫"选课的学生还是对于"自愿"学习的学生而言，当务之急都是实现从"以教师为中心"向"以教师和学生为中心"的教学策略转变，通过更具吸引力的授课方式，激发并强化医学生对于人文类课程的兴趣，进而改善师生之间的互动状态。在这方面，可以采取的措施很多。比如，针对疏远型学生，可以按照学生的兴趣点，提供更加丰富的教学资源，重点考虑重新激发学生对于人文教育的兴趣。针对中间型学生，可以根据不同课程的特点，灵活采取"大班授课"和"小班教学"相结合的方式，增强学生与教师的互动机会。对于亲密型学生，可以将课上教学和课下互动结合起来，拓展人文教育活动的空间，引入新的教学模式，将文学、音乐、电影、绘画、舞蹈等更多的人文教学元素与人文教育课程结合起来，增加医患沟通技巧等实务性课程，满足这一类学生的更多学习需求。这种立足于当下的努力，实质上是建构起医学生与医学人文教育最为基础的连通，让他们对医学人文教育产生兴趣，从而具备最初始的学习动力。

2．中期的建议：增强学习激励，重塑认知结构。兴趣是基础，也是"敲门砖"。通过激发学生的学习兴趣，能够把学生拉回课堂，让他们坐得住、听得进去。但若要更好地强化教育效果，还必须想办法增强人文教育对于学生的正向激励，让他们真正能够从人文教育中有所收获，这样才能重塑学生对于人文教育的认知。在这方面，教师需要在潜移默化的教学设计上花费更多心思。在这个阶段，教学不再是简单地"迎合"学生，不是一味地给予学生想要的东西，而是要想方设法地引导学生，将自己所接受的人文教育与日常的专业教育结合起来、与今后的医务工作职业规划结合起来，真正认识到人文教育对于专业教育和职业发展的积极作用，从更深的层面和更远的时间跨度上，改变医学生对于人文教育活动"无用"或"无感"的传统认知结构，重塑对于医学人文教育的认知与态度。比如，从事医学人文教育的教师可以和学校中负责职业规划的部门工作人员合作，将职业规划课程与人文教育课程结合起来，引导学生理解人文对于医务工作的独特价值；可以探索人文教育和专业教育的结合授课，改变学生对于人文教育"无用""无感"的传统认知。在对一位资深的医学人文教育学家（同时也是人文教育教学部门的前负责人）的访谈中，这位前辈提出：

> 可以尝试音乐和医疗的结合，和心理学系、基础医学院的教师合作，创办一个音乐治疗室，招募学生来做志愿者，让考试成绩不理想或者感情受到挫折的学生来接受音乐治疗，研究者在一旁做记录。还可以借助于医学设备，测量不同状态下学生在接受音乐治疗后的神经变化……不仅仅是音乐，绘画也可以成为治疗手段。（受访教师 ZDQ）

事实上，ZDQ 教授提出了人文教育的一个重要改进方向：人文教育不仅要进入专业教育体系，还要与具体的专业教育结合起来，探索出"人文＋治疗"的教学科研路径，这不仅能够拓展人文教育的研究领域，更能让学生直接认识到人文教育同样具有医学的诊疗功能，从而更加深刻地改变学生的认知。在这方面，国内外高校已经围绕舞蹈治疗、音乐治疗、文学治疗等进行了一些探索，"艺术处方"（prescription of art）已经成为热门话题。在美国、加拿大等西方国家，执业医师已经开始尝试给一些患有特定疾病的患者开具了公园门票、音乐会入场券等艺术处方，试图用多样化的处方来实现诊治目标，改善患者的健康状态。但客观地讲，这方面的研究成果和实践探索还不成熟，在国内还没有很好地转化为教学资源。但这是值得继续关注和加以努力的领域。

3. 远期的规划：优化外部环境，实现多维连通。对于远期而言，医学人文教育的改进和发展，不是某个教师或者某个医学人文学院的事情，而是整个大学的安排，甚至是包括教育主管部门在内的社会各界的共同努力。大学领导应该为人文教育提供更好的硬件条件，特别是让艺术类、体育类、文化类课程有更好的教育条件，能够实现更多的教育手段。比如，舞蹈类课程需要足够空间的教学场地，音乐类课程则需要优质的多媒体授课条件，等等。要为师生互动设置必要的制度安排。比如，为学生参与教学设计和质量评估建立制度化渠道；将师生互动状况纳入绩效考核；将增进师生互动纳入学校整体发展战略，上升为学校建设发展的基本理念；等等。这些制度化安排都有助于加强师生之间的亲密互动，从而更好地保障教学效果。教育主管部门应该充分发挥政策激励和导向作用，鼓励医学院校加大对人文教育的投入力度，在教育发展规划、纲要等指导性文件中体现对师生互动的激励和扶持，鼓励教师在医学人文教育教学活动中加大与学生的互动，甚至可以考虑编制师生互动指导手册，帮助教师更好地发展互动能力，为师生互动创造更好的支持条件。医院、媒体、公众等社会各方则应该刷新教育理念，改变对高等教育和课堂教学的传统认知，更多关注基于师生互动的多元化、多中心教育模式，增加对于间接学习、共同学习、集体学习、互动学习等新路径的理解和宣传力度，对医学人文教育施以更多关注，从而激发学生更愿意学习人文类课程，更愿意在今后的医疗工作中使用人文教育的知识和方法，为在高度专业化的医学教育中持续发展人文教育、实现更为积极的师生互动营造良好的外部文化环境。

在这个方面，尤为重要的一点是加强医学人文教育的专门师资建设。首先，要从制度上保障充足的教师资源，将学生—教师的人数比控制在较低水平。美国威廉姆斯学院的师生互动之所以成为典范，一个很重要的原因就在于该校的生师比约为 7∶1，是全美生师比最低的高校之一[1]。尽管作为文理学院，威廉姆斯学院具有特殊性，其学生规模小，教学资源丰富，能够实现比较理想的师资配备，但其通过增加教师资源以保障师生互动的思路仍然是具有借鉴价值的。近年来，教育主管部门对于高校辅导员和学生的比例设置了最低限制，借以保障思想政治教育和学生发展指导的顺利开展，就是一项很有效的制度设计。在医学人文教育的师资队伍建设上面，很有必要参考辅导员制度，设置最低的师生比例。

---

[1] 夏国萍. 美国威廉姆斯学院师生互动的基本特点与保障机制 [J]. 比较教育研究，2019（2）：84-90.

其次，要从政策激励上引导高校教师具备多学科、跨学科的知识结构，为发展师生之间的亲密互动提供技术保障。在高等教育中，师生互动不再局限于课堂，而是扩展到与学生的学习、生活和发展相关的各个领域。在新的互动领域中，互动中介、符号意义和互动行为都发生了变化，这就对教师的知识结构提出了更高要求。有学者指出，在美国，从事医学人文教育的教师大多是具有医学专业背景的医学博士或者具有临床实践经验的医务工作者。美国的医学博士/哲学博士（doctor of medicine/doctor of philosophy，即 MD/Phd）双博士学位教育体系已经有了很久的历史。在约翰·霍普金斯大学，医学生在完成医学博士前两年的课程后，申请进入学位研究工作四年，取得哲学博士学位后，需要再学习一年的医学博士后续课程，才能取得医学博士学位。这就是所谓的约翰·霍普金斯模式，也就是"2+4+1"的医学人才培养模式。这种双学科或多学科交叉的知识背景，对于开展医学人文教育发挥了至关重要的作用[①]。我们所熟知的叙事医学的创始人丽塔·卡伦，就是哥伦比亚大学的内科学教授，她在 1978 年获得哈佛大学医学博士学位后，长期从事临床医学工作，并在 1999 年获得了哥伦比亚大学英语文学博士学位。卡伦之所以能够将文学与医学连接起来，创始了叙事疗法和叙事医学，与她所具有的多学科学术背景有莫大的关系。在本书看来，医学人文教育的"融汇多种学科"的特征，不仅体现为在具体的教学活动中必须综合运用多种学科知识和教育方法，更要求从事医学人文教育的教师，首先要具备医学和人文学科的综合性知识背景。遗憾的是，在目前国内的医学人文教育领域，具有这种多学科复合知识背景的教师还是太少了。因此，医学与人文的连通，非常有必要在医学人文教师身上实现学科与知识的连通。

总之，医学人文教育不仅要实现学生与教师的连通，这仅仅是最为基础的连通——更重要的是，要在各个维度、各个层面实现医学和人文的连通，这种多维连通将为医学人文教育提供更好的外部环境，具备更强的"合法性"，从根本上解决教育过程中的互动缺失和效果局限。

第三节　延伸讨论：专业教育中如何开展人文教育？

长期以来，如何处理通才教育与专才教育（或者通识教育与专业教育）的关系，一直是现代高等教育理论和实践关注的重点。这个问题发展到现在，其实就是如何处理专业教育和人文教育相结合的问题。20 世纪以来，随着医学技术不断

[①] 燕娟. 美国医学人文教育模式对我国的启示 [J]. 中国医学伦理学，2017（6）：689-692，746.

取得重大突破，科学和技术在医学教育中占据了明显上风，人文主义在医学教育体系中退到了从属地位，甚至存在被忽略的可能。医学教育是典型的专业教育，医学人文教育则试图向高度技术化、专业化的医学教育注入人文主义元素，避免医学向"唯技术论"倾斜，是对传统医学教育具有颠覆性意义的观念冲击。医学人文教育的兴起与发展，得益于技术革新、社会运动和学术思潮的共同推动。在此过程中，不仅改变了医学教育的目标、策略和模式，而且为专业教育与人文教育相结合提供了一个范例，其发展经验直接回应了在专业教育中怎样开展人文教育这个教育实践中的重要问题，也为其他类型的专业教育实现与人文教育的结合提供了有益参考。

从实践来看，要妥善解决医学人文教育和医学专业教育的关系，一个无法回避的问题是：人文对于科学而言，到底有什么作用？对于绝大多数医学生和医学专业教师而言，医学专业教育等同于医学科学教育。而在近代以来所形成的社会观念体系中，科学和科学主义是神圣而不可侵犯的，这就导致医学生对于人文和人文教育也会持有某种意义上的"天然"的怀疑。如何理解和回应这个问题？我们可以从默顿的科学社会学理论中得到启示。默顿在《十七世纪英格兰的科学、技术与社会》中提出了著名的"默顿议题"，即"宗教在无形中支持了科学的发展"。默顿认为，英国的清教主义不仅是宗教意义上的意识形态，而且是一般性的社会现象和价值取向，具有推崇理性主义、经验主义等独特的精神特质（ethos）。这些精神特质和科学研究形成了某种独特的"选择性亲和"，在无意之中激发了科学研究的持久兴趣，促进了科学的发展[①]。在处理医学中的人文与科学关系时，我们也可以发现人文主义所具有的某些精神特质，比如关注病患情绪和心理变化、关注病患与病患之间的细微差别、关注病患所处的社会背景等，都能和特定的医学研究形成"选择性亲和"，促进诸如公共卫生、临床心理支持、音乐和艺术治疗等科学研究的发展。从这个意义上讲，人文主义对于医学科学发展具有促进作用。此外，目前绝大多数医学工作者和专家学者也都承认这样一个事实：医学人文能够通过改善医生和研究者自身的身体心理状态，而对医学和医学研究提供正向支持。这更说明了在医学中，人文对于科学所具有的"选择性亲和"；但是和新教教义促进了科学发展不同，医学人文对于医学科学所具有的这种"亲和"，有时是无意识的，但更多时候是有意识的。

如果我们把观察的视野放得更远更广一些，就会发现，在近代以来的人类教育史上，对于如何处理教育中的人文主义和自然主义的关系，换言之，如何在教育中实现科学与人文的平衡发展，以及如何在教育的科学价值和人文价值之间进行抉择和整合，也一直受到关注。关于此类问题的讨论，可以上溯至古希腊时期所

————————

[①] 默顿. 十七世纪英格兰的科学、技术与社会 [M]. 范岱年，译. 北京：商务印书馆，2000.

推崇的"博雅教育"思想，亚里士多德关于"自由的博雅教育"和"狭隘的职业教育"的区分。在维多利亚时代，斯宾塞关于"什么知识最有价值"的讨论，以及赫胥黎关于应该对"科学"和"艺术"的教育予以同等重视的主张，本质上也反映出如何处理专业教育与人文教育的关系，是教育理论中的重要问题。进入 20 世纪后，杜威在《民主主义与教育》中专门讨论了这个问题，他旗帜鲜明地反对教育中的"二元对立"，尤其反对"狭隘的职业教育观"[①]。上述问题发展到现在，其实就是如何处理专业教育和人文教育相结合的问题。更具体地说，在专业教育中怎样有效地开展人文教育，是长期以来专业教育在实践中遇到的一个难题。虽然高等教育的主体为专业教育，但是这并不意味着高等教育就完全等同于专业教育。现在看来，过度专业化已经违背了高等教育的规律和大学的逻辑，其弊端日益显现。

从专业性这个特征出发，医学教育毫无疑问是最为典型的专业教育。足立智孝就认为，当我们审视医学教育时，"极有可能认为医学作为一门学科而言与科学是等价的，或者说是一门以科学为导向的学科"[②③]。在访谈中，许多学生也明确表示，当前所接受的医学教育是典型的专业教育，认为这类教育具有"课程单一""专业性强""压力大、难度高""转行困难""思维固化"等共同特点。有的学生还对目前的医学专业教育提出了批评：

> 我们这些医学生，特别是最初选专业时本就不够坚定的同学，特别容易感到迷茫。太过枯燥、单一的医学教育容易使人麻木，缺乏对医学的崇敬、对患者的关爱。久而久之，也许将丧失与人共情的能力和愿望，而这本应是作为一名医生或医学工作者所应具备的基本素养。（受访学生 LX）
>
> 医学教育使得学生接受的知识领域单一，思考方式更加单薄。（受访学生 WH）
>
> 有时也让人觉得枯燥，甚至看不到生活的方向与意义。思维方面可能广度和宽度不够，人文关怀有所不足。（受访学生 YJC）
>
> 没有留出足够的空余空间给个人的其他兴趣爱好，不利于个人的人格发展；学习压力比较大，不利于身心健康。（受访学生 CWL）
>
> 学科的社会性有待提高，与人文方面的结合不够。（受访学生 YZY）
>
> 忽视了医学生的人文教育，缺少了相关的人文关怀，无法全面提高学生的综合素质。缺少必要学科交叉，一定程度也阻碍了医学的进一步发展。（受访学生 LTY）

[①] 陈建华. 论西方的博雅教育传统及其演变 [J]. 南京社会科学，2016（8）：124-130.
[②] 足立智孝. 美国的医学人文教育：历史与理论 [J]. 医学与哲学（人文社会医学版），2009（1）：8-13.
[③] 足立智孝. 日本医学人文教育 [J]. 医学与哲学（人文社会医学版），2009（2）：60-63.

从这些来自医学生的批评声中可以发现很多共同点：其都认为当下的医学专业教育和人文教育的结合度不高，不利于学生在思维能力、知识结构等方面的全面发展；都提出医学专业教育的专业化程度高，挤压了人文教育的空间；等等。这些观点反映出，学生在一定程度上已经认识到，有必要在医学教育体系中更加合理地处理好专业教育与人文教育的关系。

在本书看来，医学人文教育的兴起与发展，对于如何在专业教育中更加有效地开展人文教育这个问题，至少给出了如下回应。

第一，专业教育和人文教育不是对立关系，而是互补关系。在医学教育中，这种互为补益的特征尤为明显。即便是疏远型学生，也认为人文教育是有必要的。他们之所以疏远，很大程度上是认为人文教育的重要性赶不上专业教育，仅有极个别的同学将人文教育置于专业教育的对立面。这些经验观察告诉我们，在医学这种高度专业化的教育体系中，人文教育依然可以与专业教育和谐共生，这已经成为开展人文教育的共同认知基础。基于专业教育和人文教育互为补益的认识，医学人文教育在课程设置上要体现出关联性原则。有学者指出，这种关联性是指"使不同的人文课程之间以及人文课程和专业课程联系起来，避免各门课程相互脱节"，这种课程结构设置将增强课程之间的联系，并且使得这种联系能够以更加积极健康的态势发展[①]。本书认同这种观点，认为在课程设置上，既要在不同的人文课程之间形成协调和关联，也要努力推动所有人文课程都和专业教育课程之间也形成协调和关联。在专业教育依然强势的教育现状中，这种协调和关联，将有助于人文教育获得"合法性"。

第二，增强教师与学生之间的关系联结，建立起稳定而持续的强互动，有利于更好地开展人文教育。本书已经证实，在医学人文教育情景中，师生互动强度和教育效果成正比。有理由相信，这一结论是具有推论意义的。因此，要在专业教育中更有效地开展人文教育，很有必要从改善师生互动状态入手。从另一个角度来看，师生之间的强互动既是人文教育的必然要求，也是人文教育的独特优势。本书在分析师生互动和医学人文教育效果的逻辑关系时曾经指出，专业教育对于师生互动和关系联结的要求，没有人文教育这么明显。对于医学人文教育而言，这种要求尤为强烈。医学人文教育所具有的诸多特征，使得这种教育模式具备了独特的价值规范和精神气质，而这种规范和气质，与身处其中的行动者的认知、态度、行动和互动产生了非常紧密的契合。这种实质上的"默契"和"一致"，使得师生之间的连通和互动，成为了人文教育的独特优势，能够让人文教育获得更好的发展条件和空间环境。

① 朱健，康玉唐. 合并高校医学人文课程设置构想 [J]. 医学与社会，2008（6）：54-56.

第三，无论是专业教育还是人文教育，最终都必须作用于学生。在杜威的教育哲学中，就主张以"儿童中心"取代"教师中心"和"教材中心"，也就是主张建立以"学生为中心"的教育观。杜威的上述观点，在医学人文教育中表现得尤为鲜明。加强医学人文教育是医学生全面发展的基石，是构建和谐医患关系的前提，也是适应现代医学模式转换的需要，其目的是促进医学向人文的回归，最终实现人性化医疗[1]。也有学者指出，医学人文教育就是要让医学实践者树立起"仁"的信念和"以患者为中心"的观念，时时体现对患者谦逊与关爱的情感。医学人文教育的任务就是引导学生理解"医乃仁术"，明确医师的职业责任和职业修养，培育应对当代医学面临的伦理、社会和法律问题的知识与能力，掌握处理患者的心理应激、医患沟通和社会适应能力的知识和技能，培育学生敬畏、关爱、呵护生命的人道主义情感[2]。这些论述都表明，医学人文教育的最终指向都是学生。因此，要牢固树立学生本位意识，教育的专业化程度越高，越需要体现学生本位。在医学教育中，学生面对高强度的专业学习压力，很容易在分配注意力时向专业教育倾斜，这是在严格约束条件下的理性选择行为。因此，人文教育不仅要教会学生"共情"，而且自己首先就要做到"共情"，要从学生的立场出发，调整和优化教学设计，引导学生提高对人文课程的认识，激发并强化学生的学习兴趣，为持续学习奠定基础。

---

[1] 李红霞. 加强医学人文教育构建医学人文教育体系 [J]. 卫生职业教育，2015，33（5）：7-9.
[2] 张会萍. 以医学人文教育为载体加强人文医学执业技能培养 [J]. 医学与哲学，2012，33（1A）：56-58.

后 记

　　在一个高度专业化、专门化、技术化的教育体系中开展人文教育，是一件富有挑战性的工作。科技与人文的碰撞、交汇与融合，不仅是一种理念，更是一种责任。通过积攒、凝练和反思过去数年开展医学人文教育的亲身经历，在融入自己的思考和前辈的探索基础上，这本书呈现在读者面前。在研究和撰写的过程中，我越来越感受到医学和医学教育的重要性。医学与每个人的境况以及整个社会的福祉都密切相关。试想，每个人都可能患病。患者在面对医护人员时，他所需要的除了专业的诊断和治疗，还有温暖的抚慰与照护。医学，从来都是有"温度"的。这种温度从哪里来？从医学人文教育中来。医学人文教育怎么能有效？离不开师生之间的强互动和强连通。医学人文教育中的师生互动从哪里来？是什么样的？为什么能形成互动？如何强化互动？对于这些问题的思考，一直盘旋在我的头脑中。对于这些问题的回答，集中体现在本书中。

　　吾生也有涯，而知也无涯。对于我而言，学习是一辈子的事情。在当今社会，一种非常重要的分化是坚持持续学习的人与不学习的人之间的分化。换言之，如果从一个更长的时间维度来观察，就会发现坚持读书学习的人和只会刷手机的人，一定会呈现出迥异的人生轨迹。我坚信，愿意并保持学习的人，最终会实现向上向善的人生分化。因此，这本书的出版，既是自己一段学习时光的终点，也是新的学习历程的起点。我愿意和我最爱的医学生们一起，走在持续学习、永远学习的道路上，感受医学的温暖，也感受温暖医学的伟大。

李腾子

2023 年冬月，北京